中国针灸澄江学派鼻祖

承淡安 子午流注针法

徐慧艳　王冠一　整理

承淡安　陈璧琉　徐惜年　著

典藏版

中国科学技术出版社

·北京·

图书在版编目（CIP）数据

承淡安子午流注针法：典藏版 / 承淡安，陈璧琉，徐惜年著；徐慧艳，王冠一整理 . — 北京：中国科学技术出版社，2022.1

ISBN 978-7-5046-9266-5

Ⅰ . ①承… Ⅱ . ①承… ②陈… ③徐… ④徐… ⑤王… Ⅲ . ①子午流注—温针疗法
Ⅳ . ① R245.31 ② R224.3

中国版本图书馆 CIP 数据核字 (2021) 第 208305 号

策划编辑	韩　翔　于　雷	
责任编辑	延　锦	
文字编辑	靳　羽	
装帧设计	佳木水轩	
责任印制	李晓霖	

出　　版	中国科学技术出版社	
发　　行	中国科学技术出版社有限公司发行部	
地　　址	北京市海淀区中关村南大街 16 号	
邮　　编	100081	
发行电话	010-62173865	
传　　真	010-62179148	
网　　址	http://www.cspbooks.com.cn	

开　　本	710mm×1000mm　1/16	
字　　数	215 千字	
印　　张	14.5	
版　　次	2022 年 1 月第 1 版	
印　　次	2022 年 1 月第 1 次印刷	
印　　刷	天津翔远印刷有限公司	
书　　号	ISBN 978-7-5046-9266-5/R·2786	
定　　价	38.00 元	

内容提要

　　本书全面介绍了子午流注针法的应用，分 8 章，阐述影响按时开穴的主要因素，如阴阳刚柔、脏腑经络、气血表里、干支演变、流注开阖等，除了文字阐释，还附有详细图表，列举操作方法和有效配穴，并提供了用阳历推算日时干支的几种简法，以及临床观察中的部分医案资料。本书还对同样注重日时开穴的八脉八法做了详细阐释，图表兼备，可与子午流注针法相辅为用，可供针灸医师、针灸科研人员、中医院校师生及广大中医爱好者参考阅读。

承淡安先生小传

清末民初，西学东渐，中医受到很大冲击，针灸之术匿伏民间，濒于湮灭。

承淡安的父亲承乃盈是一位在民间颇有医名的中医大夫，精于针灸、儿科、外科。承淡安 17 岁中学毕业后，即随父学医，后又随瞿简庄学习内科。

1920 年，他参加上海中西医函授学习，打下了坚实的西医诊疗基础。

1921 年冬，他回到家乡随父开业，刻苦钻研针灸类典籍，技艺飞进。

1927 年，在苏州设立诊所，治疗以针灸为主，药物为辅，所治多验，病者盈门。

1928 年夏与同仁共办苏州中医学校于王枢密巷，打破针灸术不公开传授之保守观念，并自编讲义。因经费不足，一年后停办。

1930 迁至无锡，创办了中国医学教育史上最早的针灸函授教育机构——中国针灸学研究社。为了办学，承淡安和学生夜以继日地编写教材、书稿。

1931 年秋，编成《中国针灸治疗学》，内容深入浅出，通俗易懂；绘制的《人体经穴图》，经络腧穴清晰可辨，便于学员自学。

1932 年春节，迁针灸研究社至无锡市南门外，国内外求学者日益增多。办学期间，承淡安编印《承门针灸实验录》，免费发给学员。继则在 1933 年 10 月创办《针灸杂志》(中医历史上最早的针灸专业杂志)，至

1937 年共出刊 36 期。

1935 年秋，他东渡日本，考察该国针灸现状和办学情况。历时 8 个月余，足迹遍及三岛，与日本针灸界人士切磋临床及理论，翻阅了国内少见、流传于日本的针灸古籍，并与日本东京针灸高等学校校长板本贡教授晤谈针灸，被赠予针灸专攻士学衔。

在日本期间，承淡安四处奔走、多方搜集。从中发现了《铜人经穴图考》和我国早已失散的元代滑伯仁的名著《十四经发挥》，古典珍籍失而复得，辉映着承淡安的拳拳之心。回国后，承淡安约同有志之士，将原有的中国针灸学研究社扩建为中国针灸学讲习所。

1937 年 2 月，讲习所更名为中国针灸医学专门学校。随着中国针灸学研究社、讲习所和专门学校的不断发展，先后培养学员共 3000 余人。

1937 年，承淡安将平生积蓄，悉数用以建筑教学楼，扩充学校。然而未及竣工，无锡沦陷。承淡安告别故土，避乱西迁，途经江西、湖南，绕道入川，颠沛流离中，他一面为患者看病，一面带徒授学。八年抗战中，培养近千名针灸学员。

1947 年冬，抗日战争胜利后，承淡安由四川回到无锡，见研究社与学校恢复不易，遂回苏州并于 1948 年春开怀安诊所。

1951 年，中国针灸学研究社在苏州司前街重建，广收学员，复刊《针灸杂志》，后更名为《针灸医学》。

1954 年，江苏省人民政府聘请承淡安为省中医进修学校（南京中医药大学的前身）校长，他欣然赴任。

1955 年夏，他当选为中国科学院首批学部委员。从此，承淡安更是在针灸理论、临床、教学、科研和中医学人才培养上倾注了全部的热情和力量，造就了大批精英，如其弟子邱茂良等都成为一代针灸大家。承淡安因劳成疾，于 1957 年 7 月 10 日在苏州大石头巷寓所病逝，享年 59 岁。

承淡安一生针灸著作颇为丰富。其代表作为针灸"三部曲"，即《中国针灸治疗学》《中国针灸学讲义》及《中国针灸学》。此外，承淡安针灸著作还包括《简易灸治·丹方治疗集》《伤寒论新注（附针灸治疗法）》《子午流注针法》《针灸精华》《针灸处方集》等。其译作亦很多，最著名的莫过于《古本十四经发挥》，其次还有《经络之研究》《经络治疗讲话》《针灸真髓》等作品。

20世纪50年代，承淡安致力于研究子午流注针法，认为"子午流注针法虽然具有悠久的历史，也有特殊的疗效，但到了现在，能够应用此古法的人却是很少了"，而此针法从临床应用证实有效，所以编写了《子午流注针法》一书，对其理论与按时取穴方法等做了全面介绍。

自　序

　　中医学的基本内容，是以阴阳五行哲学为基础的医学理论体系，这在我国现存最早的一部医书《内经》之中，就可以看到具体的说明。《内经》总结了周秦以来的医疗经验，用阴阳相对变化的规律来解释人体生理病理现象疾病原因与诊断治疗方法；以《洪范》的五行学说来说明机体内部各器官相互间的关系，并将人体联系了天文、地理、气象、历法等自然界的一切现象，结合机体内外统一与协调的整体观念。在这种思想基础之上，从经验、从生活实践、从当时的科学成就方面，错综地思辨演绎，构成了以阴阳五行为中心的中医学的特有体系，确定了中医整体观念的治疗原则。此后所有的中医学著作和成就，无论是方剂还是针灸等，都是在《内经》理论体系的基础上，日益发展而丰富起来的。

　　子午流注的针灸疗法流传已久，与所有其他的中医学内容一样，也是以阴阳五行学说作为理论基础的。该疗法的实质和精神，主要是根据《内经》已有的成就，也就是说《内经》虽没有直接指出子午流注针法，但子午流注针法所用的十二经六十六穴，气血流注出入的名称和作用，以及阴阳盛衰和时令的配合等，在《内经》中都有详细的叙述。《灵枢·本输》中说："凡刺之道，必通十二经络之所终始，络脉之所别处，五输之所留，六腑之所与合，四时之所出入，五脏之所溜处……"《灵枢·官针》中说："故用针者不知年之所加，气之盛衰，虚实之所起，不可以为工也。"这说明了人体的生理病理变化和自然界的规律是分不开的。人是自然界的一部分，不但具有适应外界一切自然变化的本能，而且人体内部的经络脏腑部位既是相互影响、相互联系的整体，也是和周围环境共同成为一个统一的整体。所以古时医学家进行针灸治疗时，对于手足阴阳各经脉气的盛衰、流注开阖必须结合气候季节与时间的条件等，素来极为重视。子午流注针法，便是适应着这些要求而产生出来的。远在公元2世纪的汉代，已经流行该针法，此后再经徐文伯的整理发扬，更盛行于一时，为针灸的疗效提供了一些新的纪录。徐文伯是南北朝时候的人，字德秀，精于医术，曾任东莞太山兰陵三郡太守，也做过太医院太医，对针灸治疗尤其有卓越的贡献。他所撰的《子午流注逐日按时定穴歌》，具体介绍了子午流注逐日按时开穴的规律，为子午流注针法奠定了理论和实践的基础。从此以后，历代医家奉以为法，继续加以发扬和研究，所以几千年来，子午流注针法在针灸治疗中能够保持一定的优越性，被认为是一种具有特殊疗效的古典针术。

子午流注针法虽然具有悠久的历史，也有特殊的疗效，但到了现在，能够应用此种古法的人却很少。由于子午流注针法与一般针法不同，而是以时间的条件为主，着重于阴阳刚柔分配气血的盛衰，用天干地支代表经络的表里，再用五行的彼此联系说明脏腑相互间的关系，所以要运用这一古法，并要求获得一定的疗效，必须先认识阴阳五行的学说，才能理解古代医家积累起来的丰富经验。但在医学文献中，对此学说缺乏系统的论著，仅散见在古医书中的一鳞半爪，使人研究起来颇觉困难。

笔者从事针灸学术研究三十余年以来，时常听到同道之间谈起子午流注针法，大多表示不得其门而入之慨；也曾遇见几位擅长此术的同道，无不推崇子午流注针法之妙。因此早已准备在文献中整理一些资料，结合临床经验，提供给同道作为深入研究的参考。但总觉得含义深奥，要解释得浅显而容易使人领悟，不是短期内可以做到的事。又因子午流注针法在治疗上虽有实用价值，可在理论上有许多复杂的问题还不能做出完全符合现代科学原则的说明，所以对于子午流注针法的著述，也就迟迟未能进行。

陈璧琉与徐惜年两位同志曾对子午流注针法进行过相当长时期的努力钻研，他们与笔者的志趣是相同的，因此我们就合作编写了这本书。我们不能说这本书的内容已经展示了子午流注针法的全貌。这仅是尽自己一些绵薄之力，对子午流注针法做了较系统的介绍而已。本书尚待补充和修正之处很多，比如实验材料不够全面，运用方法阐述较为简单，对理论的解释与现代科学的距离还是很远，等等，这些都是不容否认的事实。但我们不能忽视这份医学遗产中的特殊疗法，更不能因其缺乏系统的科学理论而抹杀其中合理有用的实际内容，所以终于将本书出版了。如果因此而引起同道们对此古典针法重视起来，在理论与实践上深入研究，使针灸疗法向前推进一步，便是我们莫大的欣慰了。

承淡安

于无锡太湖小筑

1956 年 12 月

目　录

第1章 绪 论

第一节 子午流注法的起源

针灸疗法是中国古代医学遗产之一，是无数先民积累的丰富经验，经过几千年的实践考验，确切证明有效的一种治疗方法。但要运用这种疗法达到消除疾病的目的，在操作过程中，也并非容易的一件事。历代医家遗留下来的许多经验，都是值得我们继承和发扬的，尤其是一些独特的操作方法，不容漠视，而应该以正确对待文化遗产的态度来学习和研究，以助于我国人民保健医疗事业的发展。

子午流注法，是千百年来应用于针灸治疗的古法之一。该法注重于时间的条件，以自然界周期性的现象，从天人合一的观点去配合人体气血周流的情况。其原理，在中国现存最早的一部医书《内经》之中就有所阐释，其中如《灵枢·本输》中论述十二经的六十六穴提出了井、荥、俞、原、经、合等名称，分别有出、流、注、过、行、入的不同，以表示脉气的盛衰，这就是流注两字的起源。而子午两字对日时的作用，《灵枢·卫气行》也曾明确地指出："岁有十二月，日有十二辰，子午为经，卯酉为纬"，意思即是将一年或一日中的时间，用子午卯酉等字样来划分四季和昼夜朝夕光热强弱的不同，以说明外界环境对于人体的直接影响。不但如此，如以气候、时间与人体生理、病理的关系来说，《素问·六节藏象论篇》更有详细的说明："五日谓之候，三候谓之气，六气谓之时，四时谓之岁，而各从其主治焉。五运相袭，而皆治之，终期之日，周而复始，时立气布，如环无端，候亦同法。故曰：不知年之所加，气之盛衰，虚实之所起，不可以为工矣。"这一种重视时日和脉气盛衰作用的观念，应用在治疗方面，

《素问·五常政大论篇》就有了进一步的说明："故治病者，必明天道地理，阴阳更胜，气之先后，人之寿夭，生化之期，乃可以知人之形气矣。"像上述这些文句，在《内经》中原是屡见不鲜，虽没有具体指出子午流注法运用的法则，但子午流注注重于以时日开穴为必要条件的针灸疗法，追本溯源，是以《内经》的理论体系为根据，这一点可以说是无疑的。

在中国古代的针灸书籍中，注重气血流注应用在治疗方面的记载，也是不胜枚举，如《难经》《甲乙经》和扁鹊所作的《子午经》等书，都曾论述到十二经的气血流注与针灸疗法的关系。三国时的名医华佗，不但精于外科，而且也善于运用针灸来治病；他运用针灸的特点，一方面是主张少取穴位，另一方面也着重在候气，认为"气至才有效"，这和子午流注的原则是一致的。可见在当时针灸疗法中，已是一贯地重视气血流注的法则。但发扬子午流注法，当以南北朝时期徐文伯父子的贡献为最多。徐文伯所撰的《子午流注逐日按时定穴歌》，对于日时穴位，说得条理分明，具体详细，对子午流注这一个针灸古法的发展起了一定的作用。而到了金元，操作子午流注法的医家，更是盛极一时。其时何若愚所撰的《流注指征赋》，即将子午流注的应用方法与功效做了进一步说明，同时窦汉卿所撰的《针经指南》《标幽赋》《通玄指要赋》等文，更将流注开阖在针灸疗法中的重要性扼要地加以阐释。如《标幽赋》叙述流注开穴的情况说："轻滑慢而未来，沉涩紧而已至。既至也，量寒热而留疾；未至也，据虚实而候气。气之至也，若鱼吞钓饵之沉浮；气未至也，似闲处幽堂之深邃。"而直接说到子午流注法的妙用，《标幽赋》中更着重指出："一日取六十六穴之法，方见幽微；一时取一十二经之原，始知要妙……推于十干十变，知孔穴之开阖；论其五行五脏，察日时之旺衰。"此种重视日时流注的针灸古法的应用，到明代所出版的许多针灸书籍中，更无不将子午流注针灸古法，继续有所发挥，例如《针灸节要》《针灸聚英》《古今医统》《医学入门》《针灸大全》《针灸集成》等书，尤其是杨继洲所编的《针灸大成》，精选了明代以前的各家针灸学的名著，将徐氏《子午流注逐日按时定穴歌》和《八脉八法》等着重以时间为主要条件的针灸疗法都选入。从这些事实看来，子午流注法由来已久，是千百年来许多医家所应用而认为有特殊价值的治疗方法。

第二节　子午流注法的意义

子午是两个对立的名词，可以代表水与火或是南和北，也可以代表冬夏两季和作为标记半夜和日中两个时辰的符号，寻常引用这两个字来定名的也是不少，如天文学家所用的子午仪，测量时所做的子午线，地名有川陕要道的子午谷及汉中的子午道……像这些名称，顾名思义，无非表示子午相对的关系，它的作用和意义原是很单纯而明显的。但流注法用子午两个字来定名，以表示刚柔相配，阴阳相合，意义就并不单纯了。所谓刚柔阴阳是指时间和经穴来说的，因为以一年之中四季的阴阳盛衰而言，在阴历以十一月为子月，十一月里冬至一阳生，五月为午月，五月里夏至一阴生。一日之中，也可以由子午两个时辰分别出阴阳的盛衰，即子时一刻，乃一阳之生，午时一刻，乃一阴之生。这从自然界的现象来看，也都是符合的。事实上，每年十一月的冬至日，北半球夜最长，从这日以后逐渐夜短昼长，即所谓阳气生；经过六个月，到五月的夏至日，这一日北半球的昼最长，从此以后逐渐昼短夜长，即所谓阴气生；再经过六个月，仍是回到冬至夜最长的那一日。这样昼夜的或长或短和气候的温热寒凉，每年的变化是不会休止的。以一日来说，子时是半夜，午时是日中，从子时到午时，阳气生，即在子时到午时的六个时辰内，地面上的光热是逐渐加强；相反的，从午时到子时，阴气生，即在午时到子时的六个时辰内，地面上的光热逐渐减弱。这两种相反的现象，每一日也都是这样固定地往复着，永远不会变更的。古人观察了这些现象，以每年或每日光热的强弱，即所谓阴阳盛衰都是以子午两个字为基础，相对变化而发展开来的。所以子午流注用子午两个字来定名，原意也是如此。由于十二经有阴阳表里的分别，每经的气血循环，由阴经转入阳经，或阳经转入阴经，经常是周而复始循环不息的，和上述光热强弱在每日相对变化的意义是相同的，所以流注法用子午两字定名，并非是单独指子时或午时去流注，而是将子午两字活用来表示人体的气血循环，阴阳各经脉气的盛衰，阳进阴退或是阴进阳退，都是和自然界的现象同样地有着规律，因此可以掌握时间适应气血盛衰去及时针刺。

不但如此，再从流注两个字来说，流是流动，注是灌注，《诗经》曰"如川之流""丰水东注"，将流注二字都作为水的行动的形容词。若将子午流注四个字联系起来，就是将人体的气血比拟水液，从子到午，或从午到子，随着时间的先后不同，阴阳各经气血的盛衰也等于潮水定期涨退一样有着固定的时间。本来，潮水能够定期涨退的原因，完全是由于日月的吸力。在一昼夜之中，地球绕太阳自转一周，日月所行的度数，和地球常有向背的不同，向则吸力较大而潮涨，背则吸力较小而潮退。在阴历的朔望两日，日月两种吸力相合，潮最大；上弦和下弦的两日，日月的两种吸力互消，潮最小。此种定期涨退的现象是决定于日月的因素，古人掌握了这一个规律，认为人体的气血和各部分组织，也都能对其周围环境中一定的物理刺激做出反应，表示对外界一定的刺激有感应能力，和潮水受日月吸力而涨退一样，同样会起着各种不同的反应。正如《灵枢·岁露》所说："人与天地相参也，与日月相应也，故月满则海水西盛。人血气积，肌肉充，皮肤致……至其月郭空，则海水东盛，人气血虚，其卫气去，形独居……"而在《素问·八正神明篇》中，对于气血和日月的关系及其有关于针灸的影响，更是进一步指出："法天则地，合以……凡刺之法，必候日月星辰，四时八正之气，气定乃刺之。是故天温日明，则人血淖液而卫气浮，故血易泻，气易行；天寒日阴，则人血凝泣而卫气沉。月始生，则血气始精，卫气始行；月郭满，则血气实，肌肉坚；月郭空，则肌肉减，经络虚，卫气去，形独居。是以因天时而调血气也"。这就是把气血和日月的关系直接联系了起来，认为日光有阴晴寒暖的不同，遂使气血有聚散浮沉的变异；月郭有空满盈亏的现象，亦使气血有虚实增减的感应。所以接着说："是以天寒无刺，天温无凝，月生无泻，月满无补，月郭空无治。

是谓得时而调之，因天之序，盛衰之时，移光定位，正立而待之……"从这些文句中，说明了季节和时间的条件，在治疗上都有着密切的关系，潮水受日月的影响，有定期性的涨退，气血受日月的影响，在昼夜间也同样有着周期性的盛衰。

潮水定期性的涨退，某日某时涨，某日某时退，航行者必须预知，而且因有固定的时间，要预知也是很容易的。但将人体的气血比拟潮水，把气血的盛衰比作潮水的涨退，则要预知盛衰的定期性就比较困难了。子午流注法，就是解答了这一个问题，是古人累积了长期的经验，体会出每一日之中气血周流盛衰的时间，以十二经的六十六穴为主，规定了每一日时和经穴的开阖，认为是及时针治最适当的时机。在这些规定的开穴时间之外，当然并不是说失时没有气血，也不是说失时气血不流，而是指出经穴在开时气血当盛，如潮汛之涨，阖时气血渐衰，如潮汛之退，而且从阴经转入阳经，或从阳经转入阴经，气血在周身的循环，先后盛衰的不同，交互错综地流注着，都是很有规律的，如同潮水的定期性涨退一样，这也就是子午流注定名的意义和内容。

第三节 研究子午流注法应有的认识

法国医学博士密勒文曾说："中国针灸颇类电疗，而效力过之，其出神入化，非近代科学所能解释。"将这句话引用来说明子午流注法，那么，子午流注法尤其是出神入化而非近代科学所能解释的一种针灸疗法。子午流注以时间的条件为主，把人体十二经气血的周流当作是潮水定期涨退一样有着规律，用刚柔相配、阴阳相合的原则，指出了每一日气血盛衰的时间，而分别规定了六十六穴按时流注开阖的法则。子午流注法用阴阳五行表现的医学，流传既久，也确是我们祖先累积了丰富经验的医学传统之一。不过在一些问题上还受着历史条件的限制，更由于这一针灸古法最大的弱点是缺乏系统的科学理论，不能都符合现代科学的解释。但我们要在现代医学的知识范围内，研究这份先民的文化遗产，不能因为其缺乏现代科学理论的内容，就说不科学而怀疑其的作用。在未经认真的学习和研究之前，更不可以没有现代科学知识的依据为理由，而将这一种独特的针灸古法看作是神秘玄虚，随便就一笔抹杀。我们认为子午流注法的原理是深奥的，要使之逐渐和现代科学知识相结合，唯有通过认真学习、研究和实践，根据现代科学的理论，用科学方法来整理其学理和总结临床经验，取其精华，弃其糟粕，把其有真实价值的部分发展起来，使之逐渐和现代医学科学合流。

其实，子午流注是以自然界周期性的现象影响，按十二经的阴阳表里，营卫气血，在昼夜的循环中，利用一定的时机和被影响所开的穴位去治疗；配合日时开穴，这是古人从环境影响和实践疗效中体验出来的。如果用现代的科学知识去分析内容，我们可以体会出这是和巴甫洛夫"昼夜周期节律性"的学说相符合的。巴甫洛夫学说的基本观点，也就是发自"有机体乃是由极端复杂的、无数的一系列部分所构成的一个系统；这些部分，一方面互相联系，另一方面又同周围自然界相联系，成为统一的整体"。他又认为形成阴性及阳性条件反射因素之中，"时间性"也是一个有力的因素。所以他也曾说："时间的条件刺激，由生理学的立场说来，虽然没有一定的解答，但应当对此有如下的概念：即时间可利用自然界的种种周期性的现象来规定的，如太阳的运转，钟表上的针运动等（见阎德润编著《巴甫洛夫学说及其应用》第六、第十四、第十五页）。"日本生理学权威石川博士在对经络学的研究中也认为"经络的放射功能与身体各部感觉有……或许有一定规律配合来……也可能有现代的、我们所未想到的事实存在着"。从这些见解之中，可见子午流注以时间为针治中的主要条件，也并非完全没有科学的依据，而是古人通过对疾病的治疗与自然界环境的影响所发现的一种理论体系。子午流注法虽然是用阴阳五行去贯通和表现的，但也有现实的物质基础，尤其是在医学实用方面的价值，确有我们进一步去研究和发掘的必要。

为了发扬中医学遗产，用科学方法去整理和研究子午流注这一个针灸古法，并非一件没有意义的工作。我们以为从古人的医学经验中发掘医学知识和治疗方法，可使医学知识和技能更加丰富和提高。针灸疗法，通过深入的研究，可能在现代医学理论上写出新的一页，在一定程度上促进现代医学的发展，从而使现代医学的宝库日益丰富起来。

小 结

(1) 子午流注法的历史由来已久，是以《内经》天人合一的理论为基础，注重气血流注，按时取穴，此为针治的必要条件。此种古法的整理与发扬，以南北朝时期徐文伯的贡献最多。子午流注法不但应用在临床实践方面有其一定的价值，也是千百年来为针灸医家所推崇的一种治疗方法。

(2) 子午流注的意义，是将人体的气血比拟为水液一样在全身循环周转，从子时到午时，从午时到子时，随着时间的先后不同，表现出周期性的盛衰开阖，如同潮水定期涨退那样，开时气血当盛，如潮汛之涨，阖时气血渐衰，如潮汛之退。掌握了这个规律去按时针治，正如顺水推舟，更可以迅速地获得疗效。

(3) 子午流注是祖国丰富多彩的医学遗产之一。它虽然缺乏系统的科学理论，但我们在对它没有足够认识和研究之前，不要因为它的内容，在现代医学知识范围内还不够符合科学的解释，就看作是神秘玄虚，说不科学，随便一笔抹杀。我们应该接受古人经验的启示，从多方面的实践中，不难发掘出新的知识和治疗方法，从而在现代医学理论上写出新的一页。

第2章 气血在十二经中的运行

第一节 气血营卫的作用与经脉

　　子午流注法是掌握了人体气血循环中所有盛衰的周期性，定出了开穴时间去适应针治的一种疗法。中医所谓气血运行的学说，在现代医学知识的范围内，表面上看来似乎还不够符合科学的解释，但很早就被应用在中医学上，是无数先民深刻研究观察的成果，单就血液循环与心主血这一点来说，就比哈维的发现要早一千七八百年。我们知道，在17世纪以前，科学家还不明了血液是循环的，到了1628年，英国的医生哈维（1578—1657）根据研究，才说明了血液循环的道理，指出心脏是压送血液在血管里流动的机器，是循环系统的动力机关，因而使生理学成为一种科学。其实，中国古医书《内经》之中早有所记述，如《素问·五脏生成篇》中"诸血者皆属于心"；《素问·阴阳应象大论篇》中"心主血"；《素问·痿论篇》中"心主身之血脉"；《素问·六节藏象论篇》中"心者身之……其充在血脉"；《素问·举痛论篇》中"经脉流行不止，环周不休"；《灵枢·邪气脏腑病形》中"经络之相贯，如环无端"等。由此可见，哈维的发现，无非是证实了一下我们中医学气血运行的学说中关于血的运行的先见性、正确性。古人不但早就指出了血的循环运行，而且更是详细列举了十二经之中气血运行在生理病理上的关系，言简意赅，条理分明，这也是几千年来作为中医诊断和治疗疾病的准则。

　　从现代生理学去研究气血两个字，一般以为就是体内氧化作用所需要的氧气及在循环器官内流动的血液。可是《内经》中所说的气血，并不是仅指这两点而言，尤其是气的方面，所包含的意义既广，名称也是很多，如精气、神气、元气、真气、脉气、谷气、宗气、营气、卫气、正气、邪气等。总的来说，气可分为外气和内气两种：外气是外来的空气及所感受自然界的风、火、寒、暑、燥、湿等六气；内气是体内的元气，亦称真气，即《灵枢·刺节真邪论》所说："真气者，所受于天与谷，气并而充身也。"这一种真气所在，可有上、中、下三个分别，上所受于天以通呼吸，中生于水谷以养营卫，下者气化为精，藏于命门，以为三焦之根本。所以，上有气海，名膻中，其治在肺；中有水谷气血之海，名中气，其治在脾胃；下有气海，名丹田，其治在肾。将这些名称略分开来说，气在天者，受于鼻而喉主之；在水谷者，入于口而咽主之。钟于未生之初为先天之气，成于已生之后为后天之气。气在阳分即阳气，在阴分即阴气，在表为卫气，在里为营气，在脾为充气，在胃为胃气，在上焦为宗气，在中焦为中气，在下焦为元阴元阳之气。再就这许多气的别名中，以气血的作用所分的宗、营、卫三气来说，宗气积于上焦，出于喉咙，以贯心脉而行呼吸，熏于皮肤，充其身形，泽其毫毛，如雾露之灌溉万物，正如《灵枢·决气》所说"上焦开发，宣五谷味，熏肤充身泽毛，若雾露之溉，是谓宗气"；至于营气，亦称为阴气，或称为水谷的精气，"营气出于中焦，并胃中出，上焦之后，上注于肺，受气取汁，化而为血，以奉生身，莫贵于此"；所谓卫气，亦称为阳气，或称为水谷的悍气，其作用和营气不同，营气阴性精专，是随宗气行于经脉之中，清者为营，有着营养身体的作用，而浊者为卫，卫气出于下焦，渐升而上，阳性慓悍滑利，并不随宗气循经而行，而自行于各经皮肤分肉之间，"温分肉，充皮肤，肥腠理，司皮毛之开阖"，在身体上有着防卫和免疫等作用，所以也称为"营行脉中，卫行脉外"。

明白了这些气血的意义和作用，要研究气血运行，更当先有认识十二经的必要。因为气血和营卫周身运行的路径，就是经络，亦称经脉，如《灵枢·本脏》所说："人之血气精神者，所以奉生而周于性命者也；经脉者，所以行血气而营阴阳，濡筋骨，利关节者也。"《素问·调经论篇》："五脏之道，皆出于经隧，以行血气，血气不和，百病乃变化而生，是故守经隧焉。"隧是指潜道，等于地下的隧道一样，因为经脉主要的有十二经，伏行在分肉之间，是经常不能看到的，故称为经隧；这和有形态而能看见的络脉脉管不同，经脉是脉管以外的循环路线，也是中医学中确认的气血运行通路，而以此为主体作为针灸导引的治疗上的准绳来应用和发展的。子午流注的针灸古法，就是根据了这个基本学说，将十二经的气血运行，归纳出了表里开阖的法则，以时间为主要条件，确是在经络学说范畴中的一种独特的治疗办法。

第二节　十二经气血多少的分别

子午流注以十二经的气血运行为基础，归纳出了刚柔相配、阴阳相合和表里开阖的法则，此种刚柔阴阳表里的意义，也就是依据十二经有着阴阳表里的名称而来的。十二经分为六阳经和六阴经，以脏腑的名称去分别，脏为阴，腑为阳；所以六阴经属脏，即肝、心、脾、肺、肾、心包，六阳经属腑，即胆、小肠、胃、大肠、膀胱、三焦。这里所说的脏腑，虽与现代解剖学上同名内脏器官的作用并不完全相同，但以十二经分布在全身的部位去解释阴阳表里的关系，仍是有意义的。尤其是六阳经之中分为手三阳、足三阳，六阴经之中分为手三阴、足三阴，以《内经》所分人体的阴阳来说，里为阴，表为阳，腹为阴，背为阳，内为阴，外为阳，只要从经脉所分布的部位去联系，就很容易明了。凡是分列于胸腹一面与上肢手掌一面及下肢内侧一面的都是阴经，分列于背侧头部与上肢手背一面及下肢外侧一面的都是阳经。阴阳各经，虽是分布在全身，但在阴经或阳经的名称之上加上手足两字，其原意主要就是以十二经气血的运行，每一经的脉气所出都有一个井穴，就以井穴所在手和足的部位，用来作为手足三阴三阳经的区别。手阴经方面，如手太阴肺经的井穴少商，在手拇指（大指）之端；手少阴心经的井穴少冲，在手小指内侧之端；手厥阴心包经的井穴中冲，在手中指之端。手阳经方面，如手阳明大肠经的井穴商阳，在手次指之端；手太阳小肠经的井穴少泽，在手小指外侧之端；手少阳三焦经的井穴关冲，在手第四指之端。像这六经的井穴，都是在手的指端，所以在经的名称之上，也都有一个手字。至于足的阴阳经方面，也是如此，除足少阴肾经的井穴涌泉系在足心外，其余的井穴，都在足的趾端。如足太阴脾经的井穴隐白，在足大趾内侧之端；足厥阴肝经的井穴大敦，在足大趾外侧之端；足太阳膀胱经的井穴至阴，在足小趾之外侧；足少阳胆经的井穴窍阴，在足第四趾之端；足阳明胃经的井穴厉兑，在足次趾之端。诸如此例，以井穴为标准，十二经分有手足的名称，因此也就易于辨别了。

　　子午流注的阴阳相合，不仅是十二经有着阴阳的名称，而阴阳也可以代表气血，血为阴，气为阳。由于十二经气血多少的分量并不一致，在阴阳各经中再分出气血的阴阳，阴阳相合，就将发展出许多错综复杂的关系。关于十二经气血多少这一点，《素问·血气形志篇》说得很明白："人之常数，太阳常多血少气，少阳常少血多气，阳明常多气多血，少阴常少血多气，厥阴常多血少气，太阴常多气少血。"这就是从十二经阴阳表里说明的气血多少。"太阳常多血少气"，就是手太阳小肠经、足太阳膀胱经多血少气；"少阳常少血多气"，就是手少阳三焦经、足少阳胆经少血多气；"阳明常多气多血"，就是手阳明大肠经、足阳明胃经多气多血；"少阴常少血多气"，就是手少阴心经、足少阴肾经少血多气；"厥阴常多血少气"，就是手厥阴心包经、足厥阴肝经多血少气；"太阴常多气少血"，就是手太阴肺经、足太阴脾经多气少血。如将十二经气血的多少合并起来说，太阳、厥阴，即小肠、膀胱、心包和肝经四经，都是多血少气；少阳、少阴、太阴，即三焦、胆、心、肾、肺、脾六经，都是多气少血；独有阳明，即大肠与胃经是气血俱多。《针灸大成》为便于记忆，对此并载有一个歌诀："多气多血经须记，大肠手经足经胃，少血多气有六经，三焦胆肾心脾肺，多血少气心包络，膀胱小肠肝所异。"

　　再就十二经的气血多少，分别作一比较，可以看出其中是有着阳有余则阴不足，或阴有余则阳不足的规律。例如膀胱经与肾经相表里，膀胱经是多血少气，肾经是多气少血；小肠经与心经相表里，小肠经是多血少气，心经是多气少血；三焦经与心包经相表里，三焦经是多气少血，心包经是多血少气；胆经与肝经相表里，胆经是多气少血，肝经是多血少气。独有手足阳明的大肠经和胃经气血俱多，但与之表里配合的肺脾两经，即手足太阴经，如果单独去和手足太阳经的气血多少相比较，又恰仍是相反的。所以手太阳小肠经是多血少气，手太阴肺经就是多气少血，足太阳膀胱经是多血少气，足太阴脾经就是多气少血。此种以十二经气血多少分别，在针术中素来被认为是治疗上的准则，如《灵枢·经水》所说："十二经之多血少气，与其少血多气，与其皆多血气，与其皆少血气，皆有大数，其治以针艾，各调其经气，固其常有合……审切循扪按，视其寒温盛衰而调之，是谓因适而为之真也。"子午流注的古法，就是掌握了气血运行的盛衰，和阴阳各经中气血多少，有着相对的有余不足一样，从阳进阴退或阴进阳退的规律中，以阴阳相合的原则，产生了调和气血按时针刺的时间的由来。

第三节　气血周流上下逆顺的次序

子午流注以适应气血周流盛衰的时间，作为针治的主要条件，和《内经》中十二经气血周流的学说是一致的。《内经》中关于气血周流的论述很多，如以其在全身上下周流和逆顺循环的方向来说，《灵枢·逆顺肥瘦》即曾清楚地指出脉行之逆顺："手之三阴，从脏走手；手之三阳，从手走头；足之三阳，从头走足；足之三阴，从足走腹。"这就是将十二经的气血周流，分述其在全身自上而下或自下而上的逆顺方向，也是各经穴位所分布的起点和终点。如"手之三阴，从脏走手"，脏是指胸部，也就是太阴肺经从中府而走大指之少商，少阴心经，从极泉而走小指之少冲，厥阴心包经从天池而走中指之中冲；"手之三阳，从手走头"，就是阳明大肠经从次指商阳而走头之迎香，太阳小肠经从小指少泽而走头之听宫，少阳三焦经从四指之关冲而走头之丝竹空。"足之三阳，从头走足"，就是太阳膀胱经从头睛明而走足小趾之至阴，阳明胃经从头头维而走足次趾之厉兑，少阳胆经从头前关（瞳子髎）而走足四趾之窍阴；"足之三阴，从足走腹"，就是太阴脾经从足蹲趾（大趾）内侧隐白而走腹之大包，少阴肾经从足心涌泉而走腹之俞府，厥阴肝经从足大趾外侧大敦而走腹之期门。综合十二经气血的走向，其逆顺就很容易明了，手三阴肺、心、心包经，从胸走到手是顺，从手走到胸就是逆；手三阳大肠、小肠、三焦经，从手走到头是顺，从头走到手就是逆；足三阳胆、胃、膀胱经，从头走到足是顺，从足走到头就是逆；足三阴肝、脾、肾经，从足走到腹是顺，从腹走到足就是逆。从这些逆顺中，既可以分辨出阳气和阴气的走向，也可以用来作为诊断病状的参考。这正如《素问·太阴阳明论篇》所说："阳者天气也，主外；阴者地气也，主内；故阳道实，阴道虚……故阴气从足上行至头，而下行循臂至指端；阳气从手上行至头，而下行至足。故曰：阳病者，上行极而下；阴病者，下行极而上。"又如逆气对于健康的关系，《内经》中所说的也是很多，如《素问·逆调论篇》中的一节："不得卧而息有音者，是阳明之逆也；足三阳者下行，今逆而上行，故息有音也……明逆，不得从其道，故不得卧也。"

手足阴阳各经络的走向，按其上下顺逆而先后联系起来，就是气血循环周流不息的顺序。《灵枢·经脉》对于这一点有着详细的说明，指出十二经从手太阴肺经开始，周流全身，终于足厥阴肝经，原文冗长，姑不引述。元代滑伯仁的《十四经发挥》，对此亦有扼要的阐释："十二经络始于手太阴（肺经），其支者，从腕后出次指端，而交于手阳明（大肠经）；手阳明之支者，从缺盆上挟口鼻，而交于足阳明（胃经）；足阳明之支者，从蹲上，出大趾端，而交于足太阴（脾经）；足太阴之支者，从胃别上膈，注心中，而交于手少阴（心经）；手少阴无支者，直自本经少冲穴，而交于手太阳（小肠经）；手太阳之支者，别颊上至目内眦，而交于足太阳（膀胱经）；足太阳之支者，从膊内左右别下合腘中，下至小趾外侧端，而交于足少阴（肾经）；足少阴之支者，从肺出，注胸中，而交于手厥阴（心包经）；手厥阴之支者，从掌中循小指、次指出其端而交于手少阳（三焦经）；手少阳之支者，从耳后出自目锐眦而交于足少阳（胆经）；足少阳之支者，从跗上入大趾爪甲，出三毛，而交于足厥阴；足厥阴之支者，从肝别贯膈，上注肺，入喉咙之后，上额循巅，行督脉，络阴器，过毛中，行任脉，入缺盆下注肺中，而复交于手太阴（肺经）。"从这里所述十二经先后联系的顺序，简单地说，十二经气血的循环周流，就是自肺经开始，接着在大肠、胃、脾、心、小肠、膀胱、肾、心包、三焦、胆、肝各经顺序循环着，此后仍是继续从肝经转入肺经，周流不已，和上述手足阴阳各经上下逆顺的次序是完全相同的。

古人不但指出了十二经络气血循环的走向，而且还认为气血从肺经开始循行十二经脉，在一呼一吸之间，脉行六寸，一日一夜的时间中，在全身循行往复五十周，即日行二十五周，夜行二十五周。对于这一点，在《灵枢》中有着好几篇的专题论述，如"五十营""卫气行""营气""卫气""营卫生会"等文中，都曾将营卫气血环绕运行五十周承接会合等情形，详细地分析与阐释，尤其是"卫气"中，强调适应气血运行在治疗上的重要性，认为："五脏者，所以藏精神魂魄者也。六腑者，所以受水谷而行化物者也。其气内入于五脏，而外络肢节。其浮气之不循经者为卫气，其精气之行于经者为营气，阴阳相随，外内相贯，如环之无端，亭亭淳淳乎，孰能穷之。然其分别阴阳，皆有标本虚实所离之处。能别阴阳十二经者，知病之所生；知候虚实之所在者，能得病之高下；知六腑之气街者，能知解结契绍于门户；能知虚石之坚软者，知补泻之所在；能知六经标本者，可以无惑于天下。"子午流注的针灸古法，就是适应着气血在周身的运行，定出了气血盛衰的周期性，作为按时开穴针刺的时间。不过气血运行在一昼夜之中有五十周的循环，而子午流注按其盛衰所定的开穴时间，还仅是掌握了五十周之中的一部分时间。所以在子午流注之外，另有其他几种利用时间流注开穴的治疗办法，可以相辅为用，这也是研究子午流注法时所应该注意的。

小　结

(1) 中国古代医家对于气血运行在生理病理上的作用，早就有了深刻的认识，并按其性质分类，定出许多名称，确定了以经络为其在周身运行的经路，如果气血在经络间的运行失常，万病乃变化而生。这种学说，也是几千年来中医应用在治疗上的准绳。

(2) 十二经分为六阴经和六阳经，以其所属的脏腑与分布在腹背或四肢内外侧部位的不同，作为阴经和阳经的区别。凡脉气所出的井穴，在指端的称为手阴经或手阳经，在趾端的称为足阴经或足阳经。这些经脉虽是气血运行的通路，但其中气血的分量有多有少，并不一致，如小肠、膀胱、心包和肝经都是多血少气，三焦、胆、心、肾、肺、脾六经都是多气少血，独有大肠与胃经是气血俱多。而将阳经或阴经按其每经相配的表里做一比较，阳为气，阴为血，那就有着阳有余阴不足，或阴有余阳不足的鲜明的对比。子午流注针法，阳进阴退，或阴进阳退，也是和阴阳各经气血多少有着相对的有余不足一样，掌握了气血盛衰的周期性，按时针治，调和气血。

(3) 气血循环着十二经周流，自上至下，或自下至上，都有一定的走向。手之三阴经从胸走手，手之三阳经从手走头，足之三阳经从头走足，足之三阴经从足走腹，这是顺行的走向，相反的便是逆行。如将这些顺序联系起来，十二经气血的循环周流，也就是自肺经开始，接着轮流贯注于大肠、胃、脾、心、小肠、膀胱、肾、心包、三焦、胆、肝各经，此后仍是继续从肝经转入肺经，一昼夜之间，在全身循行往复五十周。子午流注，便是在这五十周的循环之中，掌握了其中一部分的时间，以作为相应气血盛衰开阖的针刺时机。

第3章 十二经流注的配治穴位

第一节 流注经穴的分类

十二经的起点和终点，都是在四肢的末端，这些末端的部位，从针灸疗法临床的体验中，尤其是肘关节到指端和膝关节到趾端之间的部分，更是各经络重要的穴位所在。子午流注所应用的刺激点，就是选用了这些要穴，共六十六穴，其中包括手足三阴经，计手太阴肺经、手少阴心经、手厥阴心包经、足太阴脾经、足少阴肾经、足厥阴肝经，每经各五穴，合共三十穴；手足三阳经，计手太阳小肠经、手少阳三焦经，手阳明大肠经、足太阳膀胱经、足少阳胆经，足阳明胃经，每经各六穴，合共三十六穴。在这十二经的六十六穴之中，每一阴经的五穴，分别有井、荥、俞①、经、合等名称；但阳经多一原穴，所以每一阳经的六穴，就分为井、荥、俞、原、经、合等名称，由此再分别每一穴的性质和其作用。各经的脉气，所出是井，所流是荥，所注是俞，所过是原，所行是经，所入是合。对于此种流注经穴的类别，《灵枢·本输》中就有如下的详细说明。

"黄帝问于岐伯曰：凡刺之道，必通十二经络之所终始，络脉之所别处，五输之所留，六腑之所与合，四时之所出入，五脏之所溜处，阔数之度，浅深之状，高下所至，愿闻其解。"

"岐伯曰：请言其次也。肺出于少商，少商者，手大指端内侧也，为井木；溜于鱼际……为荥；注于太渊……为俞；行于经渠……为经；入于尺泽……为合。手太阴经也。"

---

① 俞：今作"输"，下文同。

"心出于中冲，中冲，手中指之端也，为井木；溜于劳宫……为荥；注于大陵……为俞；行于间使……为经；入于曲泽……屈而得之，为合。手少阴经也。"

"肝出于大敦，大敦者，足大趾之端……为井木；溜于行间……为荥；注于太冲……为俞；行于中封……为经；入于曲泉……屈膝而得之，为合。足厥阴经也。"

"脾出于隐白，隐白者，足大趾之端内侧也，为井木；溜于大都……为荥；注于太白……为俞；行于商丘……为经；入于阴之陵泉……伸而得之，为合。足太阴也。"

"肾出于涌泉，涌泉者，足心也，为井木；溜于然谷……为荥；注于太溪……为俞；行于复溜……为经；入于阴谷……按之应手，屈膝而得之，为合。足少阴经也。"

"膀胱出于至阴，至阴者，足小趾之端也，为井金；溜于通谷……为荥；注于束骨……为俞；过于京骨……为原；行于昆仑……为经；入于委中……为合，委而取之。足太阳经也。"

"胆出于窍阴，窍阴者，足小趾次趾之端也，为井金；溜于侠溪……为荥；注于临泣……为俞；过于丘墟……为原；行于阳辅……为经；入于阳之陵泉……为合；伸而得之，足少阳经也。"

"胃出于厉兑。厉兑者，足大趾内次趾之端也，为井金；溜于内庭……为荥；注于陷谷……为俞；过于冲阳……为原；行于解溪……为经；入于下陵，下陵，膝下三寸，胻骨外三里也，为合……足阳明经也。"

"三焦者，上合手少阳，出于关冲。关冲者，手小指次指之端也，为井金；溜于液门……为荥；注于中渚……为俞；过于阳池……为原；行于支沟……为经；入于天井……为合，屈肘乃得之……手少阳经也。"

"小肠者，上合手太阳，出于少泽。少泽，小指之端也，为井金；溜于前谷……为荥；注于后溪……为俞；过于腕骨……为原；行于阳谷……为经；入于小海……伸臂而得之，为合。手太阳经也。"

"大肠上合手阳明，出于商阳。商阳，大指次指之端也，为井金；溜于本节之前二间，为荥；注于本节之后三间，为俞；过于合谷……为原；行于阳溪……为经；入于曲池……屈臂而得之，为合。手阳明经也。"

"是谓五脏六腑之俞，五五二十五俞，六六三十六俞也。六腑皆出足之三阳，上合于手者也。"（注：以上各穴只摘录部分原文）

上文列举五脏六腑之俞（按：古时"腧""俞""输"三字通用），脏腑之俞，也就是脏腑各经络脉气转输的意思。但上文所提的五脏之俞中，独没有手少阴心经的穴位，所称"心出于中冲，溜于劳宫……手少阴经也"，其实中冲、劳宫等五穴，都是属于手厥阴心包络经。为什么不提心经的穴位，又将手厥阴各穴，称为"手少阴也"？关于这一点，《灵枢·邪客》中就有明白的解释。"黄帝曰：手少阴之脉独无俞，何也？岐伯曰：少阴，心脉也。心者，五脏六腑之大主也，精神之所舍也，其脏坚固，邪弗能容也；容之则心伤，心伤则神去，神去则死矣。故诸邪之在于心者，皆在于心之包络。包络者，心主之脉也，故独无俞焉。"以心包称为心主之脉，充分说明了古人早已从事解剖学方面的研究。

元代滑伯仁考证包络是心主之脉的原因也曾说："心包一名手心主，以藏象校之，在心下横膜之上，竖膜之下；其与横膜相黏而黄脂裹者，心也；脂漫之外，有细筋膜如丝，与心肺相连者，心包也。"从现代的解剖学来看，尤其可以证明古人观察的精确。虽然《内经》所说的各脏腑，与现代解剖学上同名的内脏器官不是完全相同的，但所说心脏外面有个心包，是完全相符合的。因为心包是一个包在心脏外面的双层膜囊，有内外两叶，外叶与心脏周围的器官相连，而内叶则紧包心脏，形成心脏的外膜。在内外两叶之间是心包腔，内含心包液。所以《灵枢·邪客》中，就认为心经之病在外经而不在内脏。"黄帝曰：少阴独无俞者，不病乎？岐伯曰：其外经病而脏不病，故独取其经于掌后锐骨之端（即神门穴），其余脉出入屈折。其行之徐疾，皆如手少阴心主之脉行也。"

因此，在《灵枢·邪客》中，虽仅是指出手少阴心经之俞在掌后锐骨之端，而并无其他井、荥、经、合等穴。但在《甲乙经》中，却有了补充说明："少冲者，木也，少阴脉所出为井；少府者，火也，少阴脉所溜为荥；神门者，土也，少阴脉所注为俞；灵道者，金也，少阴脉所行为经；少海者，水也，少阴脉所入为合。"这样就使十二经的井、荥、俞、原、经、合完备无遗，而合成了阴经三十穴，阳经三十六穴，共是六十六穴。

第二节　六十六穴的部位与局部解剖

十二经井、荥、俞、原、经、合六十六穴的部位，都是手不过肘，足不过膝。上节所引《灵枢·本输》中，对各穴的部位，做了简要的说明，历代各医家对此也都有考证，为了便于准确地对照取穴，依据近年来各专家深刻研究的结果，分别将六十六穴的部位及局部解剖详为介绍如下。

一、手太阴肺经

井穴少商

部位：在拇指桡侧，去爪甲角一分许。

局部解剖：拇长屈肌附着部之外缘，有桡神经，桡动脉之终支。

荥穴鱼际

部位：在第一掌骨后部之掌侧，当拇短屈肌之停止部。

局部解剖：有桡神经与桡动脉分布。

俞穴太渊

部位：在掌侧桡骨之桡侧，舟骨结节之外上部。

局部解剖：旋前方肌之下缘，有后臂皮神经与桡神经分布，有桡动脉。

经穴经渠

部位：在桡骨茎状突起之内侧，腕横纹之上一寸处。

局部解剖：内桡骨肌腱之外缘，有回前方肌，为后臂皮神经与桡神经之分布区，有桡动脉、头静脉。

合穴尺泽

部位：在内肘部之前方，当肱二头肌肌腱之外缘，肱桡肌起始部之内缘，肘窝横纹中央。

局部解剖：有肱二头肌肌腱，为后臂皮神经及桡神经、正中神经之分布区，有桡动脉、桡静脉、头静脉。

二、手少阴心经

井穴少冲

部位：在小指拇指侧，爪甲根部。

局部解剖：有指总伸肌、尺神经掌支、尺动脉掌支。

荥穴少府

部位：在手掌部第四、五掌骨间，小指屈肌之停止部。

局部解剖：有小指屈肌、尺神经掌支、尺动脉掌支。

俞穴神门

部位：在掌面横纹之小指侧，尺侧腕屈肌之停止部。

局部解剖：在尺侧腕屈肌腱之桡侧，有旋前方肌、尺神经、尺动脉。

经穴灵道

部位：在前臂掌侧之下端尺骨侧，腕横纹之上约一寸五分之处。

局部解剖：在内尺骨肌腱桡侧，有回前方肌、尺神经、尺动脉。

合穴少海

部位：在肘窝横纹之内端，肱骨内上髁前内侧。

局部解剖：有肱前肌、尺神经、前臂内侧皮神经、尺侧返动脉、贵要静脉。

三、手厥阴心包经

井穴中冲

部位：中指之指端。

局部解剖：有总指伸肌、正中神经掌支、尺动脉掌支。

荥穴劳宫

部位：在手掌之中央，第二、三掌骨间。

局部解剖：有屈指浅肌与屈指深肌、骨间肌、手掌腱膜、正中神经掌支、尺动脉掌支。

俞穴大陵

部位：在腕关节前面，桡骨尺骨之间，横腕韧带中。

局部解剖：有回前方肌之下缘、正中神经、尺神经分支、腕关节动脉网。

经穴间使

部位：在前臂前面三分之一部，拇长屈肌与屈指浅肌之间。

局部解剖：有拇长屈肌、屈指浅肌、正中神经、骨间前动脉。

合穴曲泽

部位：在肘窝之正中。

局部解剖：有肱二头肌、正中神经、尺神经分支、肱动脉。

四、足厥阴肝经

井穴大敦
部位：在蹈趾之内侧，爪甲根部。
局部解剖：有蹈长伸肌、腓浅神经终支、跖骨侧动脉。

荥穴行间
部位：在蹈趾与第二趾之间，趾长伸肌腱间。
局部解剖：有蹈长伸肌、趾长伸肌、腓浅神经、跖骨侧动脉。

俞穴太冲
部位：在足背部第一、二跖骨连接部之前方。
局部解剖：有蹈长伸肌、趾长伸肌、腓深神经终支、胫前动脉。

经穴中封
部位：踝关节之前内侧，舟骨结节部。
局部解剖：有胫前肌腱、腓深神经终支、胫前动脉。

合穴曲泉
部位：在髌骨内缘之微下方。
局部解剖：半腱肌及半膜肌停止部之前部，有胫神经、膝关节动脉。

五、足太阴脾经

井穴隐白
部位：在蹈趾之内侧爪甲根部。
局部解剖：有蹈展肌、腓深神经、趾背动脉。

荥穴大都

部位：在踇趾第一节之后内侧。

局部解剖：有踇展肌、腓深神经、趾背动脉。

俞穴太白

部位：在第一跖骨内侧之下缘。

局部解剖：有踇展肌、腓深神经、趾背动脉。

经穴商丘

部位：在内踝之前下部，前胫骨筋腱之内侧。

局部解剖：有胫前肌，有胫神经、胫前动脉之分支。

合穴阴陵泉

部位：在下腿内侧之上端，缝匠肌之附着部。

局部解剖：有腓肠肌、比目鱼肌、胫神经与腓深神经之分布。

六、足少阴肾经

井穴涌泉

部位：在足跖骨中央之微前，趾长屈肌腱之外侧。

局部解剖：有趾长屈肌腱、足跖神经、足跖动脉。

荥穴然谷

部位：在足之内踝前下方，足舟骨之下际。

局部解剖：有踇展肌、内足跖神经胫神经、胫后动脉。

俞穴太溪

部位：在足之内踝后下方跟骨上。

局部解剖：有趾长屈肌、胫神经、胫后动脉。

经穴复溜

部位：足之内踝后上方二寸，胫骨后侧，靠足跟筋腱之内侧边。

局部解剖：有胫后肌、趾长屈肌、胫神经、胫后动脉。

合穴阴谷

部位：在膝腘横纹之内侧。

局部解剖：有股薄肌、半腱肌、半膜肌、股神经、胫神经、膝腘动脉之分支。

七、足太阳膀胱经

井穴至阴

部位：在小趾外侧之爪甲根部。

局部解剖：有趾长伸肌、腓浅神经、足背动脉。

荥穴通谷

部位：在小趾第一趾骨间关节之后端外侧。

局部解剖：有趾长伸肌、腓浅神经、足背动脉。

俞穴束骨

部位：在第五跖骨外侧之前下部，趾长伸肌附着部。

局部解剖：有趾长伸肌、腓浅神经、足背动脉。

原穴京骨

部位：在第五跖骨后端之外侧处。

局部解剖：有趾长伸肌，趾短屈肌、腓浅神经、足背动脉。

经穴昆仑

部位：在足外踝之后侧陷凹中。

局部解剖：有腓长肌腱、腓浅神经、腓骨动脉。

合穴委中

部位：膝腘窝之正中，腓肠肌两颈之间。

局部解剖：有腓长肌、膝腘肌、胫神经、膝腘动脉。

八、足少阳胆经

井穴窍阴

部位：在第四趾外侧之爪甲根部。

局部解剖：有趾长伸肌、胫神经穿行支、跖背动脉。

荥穴侠溪

部位：在第四趾第一趾骨间关节之后外侧。

局部解剖：有趾长伸肌、胫神经穿行支、跖背动脉。

俞穴临泣

部位：在第四、五跖骨接合之前。

局部解剖：有趾长伸肌、胫神经分支、腓骨骨间动脉。

原穴丘墟

部位：在外踝之前下隅，胫腓关节之下端。

局部解剖：有趾短伸肌、腓浅神经、腓动脉穿行支。

经穴阳辅

部位：在下腿外侧之中央下方，腓骨与胫骨之间。

局部解剖：有趾长伸肌、腓浅神经、胫前动脉。

合穴阳陵泉

部位：在腓骨小头之前下部。

局部解剖：有趾长伸肌、腓骨长肌、腓浅神经、胫前动脉。

九、足阳明胃经

井穴厉兑

部位：在第二趾之外侧，爪甲根部。

局部解剖：有趾长伸肌附着，腓深浅神经末支、胫前动脉。

荥穴内庭

部位：在第二趾第一节之后外侧。

局部解剖：有骨间肌、腓神经、胫动脉。

俞穴陷谷

部位：在第二、三跖骨间之前方中央。

局部解剖：有骨间肌、腓神经、胫动脉。

原穴冲阳

部位：在足背第二、三跖骨之间。

局部解剖：有趾长伸肌、趾短伸肌、腓神经、胫前动脉。

经穴解溪

部位：踝关节前面之中央，十字韧带部。

局部解剖：有趾长伸肌、胫神经、胫前动脉。

合穴足三里

部位：在下腿外侧之前上部，胫腓两骨间之下方二寸处。

局部解剖：有胫前肌及趾长伸肌，有腓深神经、胫前动脉。

十、手少阳三焦经

井穴关冲

部位：在第四指小指侧之爪甲根部。

局部解剖：有指总伸肌、尺神经手背支、正中神经、指掌动脉。

荥穴液门

部位：在第四、五指之本节前缝之间，握拳取之。

局部解剖：有指总伸肌腱、尺神经、指背动脉。

俞穴中渚

部位：在小指与环指之间，与液门相去一寸处。

局部解剖：骨间肌、尺神经、指背动脉。

原穴阳池

部位：在腕关节背面之中央。

局部解剖：指总伸肌与固有小指伸肌之间、桡神经与尺神经之分支、后臂皮神经、尺动脉之分支。

经穴支沟

部位：前臂后侧之下，约 1/3 处，当尺骨之内缘。

局部解剖：有指总伸肌、桡神经之后支、后臂皮神经、后骨间动脉。

合穴天井

部位：在尺骨上端之上方一寸，肱三头肌停止部之腱间。

局部解剖：有肱三头肌、小肘肌、桡神经后支、臂内侧皮神经、后旋肱动脉。

十一、手太阳小肠经

井穴少泽

部位：在小指之外侧爪甲根部，当指总伸肌腱之停止处。

局部解剖：有指总伸肌、尺神经指背支、尺动脉指背支。

荥穴前谷

部位：小指第一节之后外部。

局部解剖：有指总伸肌、尺神经指背支、尺动脉指背支、指短屈肌。

俞穴后溪

部位：手背第五掌骨尺骨侧之前下部。

局部解剖：有外臂小指肌、指短屈肌、指总伸肌、尺神经指背支、尺动脉指背支。

原穴腕骨

部位：在手背内侧、第五掌骨与钩骨之间。

局部解剖：有外臂小指肌、尺神经分支、尺动脉。

经穴阳谷

部位：在腕关节之尺侧，尺骨茎状突起之前下际。

局部解剖：有固有小指伸肌、尺神经支、尺动脉。

合穴小海

部位：在后肘部鹰嘴突起之尖端与内上髁之间。

局部解剖：有内尺骨肌起始部，尺神经、下尺侧副动脉。

十二、手阳明大肠经

井穴商阳

部位：在示指（食指）之拇指侧，爪甲根部。

局部解剖：固有示指伸肌与屈肌，有桡神经之手背支分布，有指骨动脉。

荥穴二间

部位：在示指第一指骨间关节后部之拇指侧，背侧骨间肌停止部之处。

局部解剖：有桡神经手背支与指背动脉。

俞穴三间

部位：在第二掌骨拇指侧方之前端，固有示指肌之外缘。

局部解剖：有桡神经手背支与指背动脉。

原穴合谷

部位：在第一、二掌骨接合部之上端。

局部解剖：有背侧骨间肌腱、拇长伸肌腱、骨间肌，有桡神经、桡动脉。

经穴阳溪

部位：在腕关节之桡侧，当拇长伸肌、拇短伸肌肌腱间之陷凹中。

局部解剖：有拇长伸肌、拇短伸肌、桡神经、桡动脉之分支。

合穴曲池

部位：在外肘部之中央，即肱骨外上髁，与桡骨小头之关节间，当肘窝横纹之端。

局部解剖：有臂桡骨肌，后臂皮神经与桡神经之分支，有桡返动脉。

第三节　井、荥、俞、原、经、合的意义

《灵枢·九针十二原》说："黄帝曰：愿闻五脏六腑所出之处。岐伯曰：五脏五俞，五五二十五俞；六腑六俞，六六三十六俞。经脉十二，络脉十五，凡二十七气以上下。所出为井，所溜为荥，所注为俞，所行为经，所入为合，二十七气所行，皆在五俞也。"这是说明井、荥、俞、经、合各穴的重要性。所谓二十七气，就是指十二经脉和十五络脉，二十七气上下游行出入的处所，都是存在于肘关节或膝关节起到上肢和下肢末梢部止的十二经里面，亦是井、荥、俞、经、合穴位的所在。因为古人把气血流注的情形，比喻和水液流行的一样，所以有"所出为井，所溜为荥，所注为腧，所行为经，所入为合"的名称。《素问·阴阳离合论篇》说："太阳根起于至阴……阳明根起于厉兑……少阳根起于窍阴……太明根起于隐白……少阴根起于涌泉……厥阴根起于大敦……"所称至阴、厉兑、窍阴、隐白、涌泉、大敦等穴，是足各经的井穴，三阴三阳经根起于井穴，这也就是将气血比拟为"所出为井"的原意。而历代各医家对井、荥、俞、经、合和阳经另有一个原穴的意义，也都曾有明白的阐释，归纳起来，扼要摘录数则如下。

一、井

① 井者，东方春也，万物始生，故所出为井，谓终日常汲而未尝损，

终日泉注而未尝溢，今言井者，不损不溢，常如此焉，故名。

② 井者，古称以泉源出水之处为井也。掘地得水之后仍以本为名，故曰井也。人之血气出于四肢，故脉出处以为井也。手足三阴，皆以木为井相生，至于水之合也；手足三阳，皆以金为井相生，至土之合也。

③ 二十七气行上行下，其始所出之穴名为井穴，如水之所出，从山下之井始也。

④ 所出为井，脉气由此而出，如井泉之发，其气正深也。

⑤ 井者有水，乃淡渗皮肤之血，从井木而陷于脉中，注于俞，行于经，动而不居，行至于肘膝，而与经脉之气相合者也。

二、荥

① 荥者，水始出，其源流之尚微，故所流者为荥。

② 荥为溢入，如肺经脉出少商，溢入鱼际，故为荥也。

③ 荥者，释文为小水也，水从此而流则为荥穴。

④ 所溜为荥，急流曰溜，小水曰荥，脉出于井而溜于荥，其气尚微也。

⑤ 所溜为荥，脉内之血气，从络脉而渗灌于脉外，脉外之气血，从络脉而留注于肺中，外内出入之相通也。

三、俞

① 俞者，水上而注下，下复承流，故为俞。

② 俞即输送致聚也。《难经·八十一难》曰：五脏输者，三焦行气之所留止，如肺气与三焦之气，输送致聚于太渊，故名为输也。

③ 输者，注此而输运之也，由井、荥又从此而注则为输穴。

④ 所注为俞。注，灌注也。俞，输运也。脉注于此而输于彼，其气渐盛也。

⑤ 所注为俞，十二经脉之血气，本于五脏五行之所生，而脉外皮肤之气血出于五脏之大络，留注于荥、俞。

四、原

① 原者，三焦所行之原也。三焦者，原气之别名，故所过为原。

② 脐下肾间动气者，人之生命，十二经之根本也，故名曰原。三焦者，原气之别使，主行三气，经历五脏六腑，故原者，三焦之尊称也。是以五脏六腑，皆有原也。五脏以俞为原者，以俞是三焦所行之气留止处也。六腑者，阳也。三焦行于诸阳，故置一俞名原，不应五时也。所以腑有六俞，亦与三焦共一气也。

③ 阴经有俞而无原，而阳经之原以俞并之也。

④ 阴经之原即俞也，阳经虽有俞原之分，而俞过于原亦为同气，故阳经治原，即所以治俞也；阴经治俞，即所以治原也。《难经·六十六难》曰：十二经皆以俞为原者，何也？然五脏俞者三焦之所行，气之所留止也。又曰：原者，三焦之尊号也，故所止辄为原，五脏六腑之有病者，皆取其原也。

⑤ 原者，五脏之所以禀三百六十五节气味也，脏合腑而腑有原，故脏腑有病，取之经脉之原。

五、经

① 经者，水行经而过，故所行为经。

② 经者，通也，如肺气至经渠而常通，故曰经也。

③ 凡从而经过之则为经穴。

④ 所行为经，脉气大行经营于此，其正盛也。

⑤ 所行为经者，如经行之道路，所以通往来之行使，故所行之血气厥逆，则郁滞其间而不行，如往来之血气相和，则通行于经脉之中矣。

六、合

① 合者，北方冬也。阳气入脏故为合，谓其经脉自此而入脏与诸经相合也。

② 如水出井以至海为合，如肺出指井至尺泽，合于本脏之气，故名为合。

③ 合者，由经过又从而水有所会，则为合穴。

④ 所入为合，脉气至此，渐为收藏而入合于内也。

⑤ 所入为合，乃脉内之血气，相合于肘膝之间。

以上井、荥、俞、原、经、合字义的注释，系录自《难经》《黄帝内经太素》《黄帝内经灵枢注证发微》《张氏类经》《灵枢经合纂》等书。

第四节　井、荥、俞、经、合配合五行刚柔

手足三阴经井、荥、俞、经、合与手足三阳经井、荥、俞、原、经、合的名称，原是比喻人体气血流行过程中的情况，但井、荥、俞、经、合的关系，也可以用木、火、土、金、水的五行去代表手足各阴经各阳经刚柔不同的性质。所谓五行，原是中医学中时常引用来作为代表生理病理现象的一种符号，其中有五行所属的五方十干，即东方甲乙属木，南方丙丁属火，中央戊己属土，西方庚辛属金，北方壬癸属水。由于五行之中另有阴阳的分别，配合着十个天干，就可以分为：甲木属阳，乙木属阴；丙火属阳，丁火属阴；戊土属阳，己土属阴；庚金属阳，辛金属阴；壬水属阳，癸水属阴。所以阳干的五行是甲木、丙火、戊土、庚金、壬水，阴干的五行是乙木、丁火、己土、辛金、癸水。阳干和阴干的五行，也可以代表手足三阳经和三阴经井、荥、俞、经、合各穴相互间的统一性。

《灵枢·本输》所说手足三阴经井、荥、俞、经、合的五行，就是肺出于少商为井木，心出于中冲为井木，肝出于大敦为井木，脾出于隐白

为井木，肾出于涌泉为井木。这就是说明阴经的井穴都是属于阴木，也就是在乙、丁、己、辛、癸阴干的五行中，凡阴经的井穴，就是始于乙木。至于手足三阳经井、荥、俞、经、合的五行，就是膀胱出于至阴为井金，胆出于窍阴为井金，胃出于厉兑为井金，三焦出于关冲为井金，小肠出于少泽为井金，大肠出于商阳为井金。这就是说明阳经的井穴都是属于阳金，也就是在甲、丙、戊、庚、壬阳干的五行中，凡阳经的井穴都是始于庚金。为什么阴经的井穴始于乙木，阳经的井穴并不始于甲木，而偏是以庚金属于井穴呢？这是由于手足阴阳各经有着阴阳刚柔相配的原理。阐释这个原理，先要明白手足阳经和阴经关于井、荥、俞、经、合所属的五行。《灵枢·本输》虽然仅指出了手足各阴经的井穴属于木，阳经的井穴属于金，其余阴阳各经荥、俞、经、合各穴究属于五行哪一种并没有说明，但在《难经》中，对这一点就做了进一步的分析："阴井木，阳井金；阴荥火，阳荥水；阴俞土，阳俞木；阴经金，阳经火；阴合水，阳合土。"

　　元代滑伯仁又详细注解说："阴井木生阴荥火，阴荥火生阴俞土，阴俞土生阴经金，阴经金生阴合水；阳井金生阳荥水，阳荥水生阳俞木，阳俞木生阳经火，阳经火生阳合土。"这就将阴阳各经井、荥、俞、经、合各别所属的五行做了明确的规定，以此来分别配合天干的五行。凡任何阴经的井穴都属于乙木，荥穴都属于丁火，俞穴都属于己土，经穴都属于辛金，合穴都属于癸水；凡任何阳经的井穴都属于庚金，荥穴都属于壬水，俞穴都属于甲木，经穴都属于丙火，合穴都属于戊土。且因《内经》中以五脏所属五行有乙为肝木，丁为心火，己为脾土，辛为肺金，癸为肾水的规定，所以《难经》中就依据着这一点，分别指出了五脏的井、荥、俞、经、合各穴的主治病证。例如，井主心下痞满（肝邪），荥主身热（心邪），俞主体重节痛（脾邪），经主喘咳寒热（肺邪），合主气逆而泄（肾邪）。这就可见虽以五行分别代表井、荥、俞、经、合各穴，而其在疾病的治疗上，也与中医阴阳五行所分配的脏腑、经络、表里、气血、虚实、补泻一样有着一种完整的规律。

明白了阴阳各经井、荥、俞、经、合各穴所属的五行，也就不难了解刚柔相济的原因了。因为五行有相生，也有相克，在生克的关系中，还有许多变化。刚柔相济，就是由相克而能相合。简单地说，就是依据物理学同性相斥、异性相吸的原理。例如，带着同种电荷的物体，互相排斥；带着不同电荷的物体，互相吸引。照这样去解释阳性或阴性五行的离合，大致和物理学原理是相同的。如以金能克木，同性相斥的意思来说，阳性的庚金能克阳性的甲木，这就是阳属于刚，刚与刚相遇的缘故。但庚金和乙木的关系，就完全不同。虽然金能克木，由于庚属于阳刚之金，乙属于阴柔之木，不仅不至于相克，而且因刚柔相济，乙与庚反能由异性而相合。乙以庚为刚，庚以乙为柔，所以阴经的井穴属于乙木，阳经的井穴属于庚金，就是由于阴阳相配、刚柔相济的原因。

其余各穴，也都是按照着五行原理去分配的。阳性的壬水能克阳性的丙火，但阳性的壬水反能与阴性的丁火相合，所以阴经的荥穴属于丁火，阳经的荥穴属于壬水。阳性的甲木能克阳性的戊土，但阳性的甲木能与阴性的己土相合，所以阴经的俞穴属于己土，阳经的俞穴属于甲木。阳性的丙火能克阳性的庚金，但阳性的丙火能与阴性的辛金相合，所以阴经的经穴属于辛金，阳经的经穴属于丙火。阳性的戊土能克阳性的壬水，但阳性的戊土能与阴性的癸水相合，所以阴经的合穴属于癸水，阳经的合穴属于戊土。于是各穴的阴以阳为刚，阳以阴为柔，手足三阴三阳各经所属井、荥、俞、经、合与五行的关系，就分别有了一定的系统。由此再按其个别的相互促进和相互克制的法则，就能演绎出许多错综复杂的变化。至于阳经多一个原穴，不另再单独分配五行。原穴与俞穴的意思，大致相同，所以各阳经原穴的五行，也就与俞穴相同。在下面的图表中，可以将阴阳各经井、荥、俞、经、合各穴，分配五行和气血流注做一个简明的对照（表 3-1 和表 3-2，图 3-1 和图 3-2）。

表 3-1　手足阴经流注穴简表

穴	流 注	五 行	肺 经	心 经	心包经	肝 经	脾 经	肾 经
井	出	乙木	少商	少冲	中冲	大敦	隐白	涌泉
荥	流	丁火	鱼际	少府	劳宫	行间	大都	然谷
俞	注	己土	太渊	神门	大陵	太冲	太白	太溪
经	行	辛金	经渠	灵道	间使	中封	商丘	复溜
合	入	癸水	尺泽	少海	曲泽	曲泉	阴陵泉	阴谷

表 3-2　手足阳经流注穴简表

穴	流 注	五 行	膀胱经	胆 经	胃 经	三焦经	小肠经	大肠经
井	出	庚金	至阴	窍阴	厉兑	关冲	少泽	商阳
荥	流	壬水	通谷	侠溪	内庭	液门	前谷	二间
俞	注	甲木	束骨	足临泣	陷谷	中渚	后溪	三间
原	过	—	京骨	丘墟	冲阳	阳池	腕骨	合谷
经	行	丙火	昆仑	阳辅	解溪	支沟	阳谷	阳溪
合	入	戊土	委中	阳陵泉	足三里	天井	小海	曲池

小　结

（1）子午流注所选用的刺激点，都是在肘关节至指端和膝关节至趾端部分的要穴。计手足六阴经，每经五穴，共三十穴；手足六阳经，每经六穴，共三十六穴。在《灵枢·本输》中，指出了此十二经的六十六穴是气血流注的重要穴位，并将每一阴经的五穴，分别定为井、荥、俞、经、合的名称；而阳经多一原穴，每一阳经的六穴，分别定为井、荥、俞、原、经、合的名称。由此再按每一穴的性质与作用，确定了每一经的脉气，所出是井，所流是荥，所注是俞，所过是原，所行是经，所入是合。子午流注就是选用了这些要穴，并注重脉气出入流注等意义，进而定出一种适应气血盛衰的针治法则。

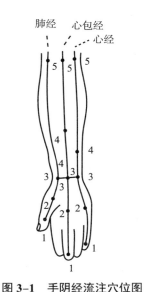

图 3-1　手阴经流注穴位图

1. 井穴；2. 荥穴；3. 俞穴；4. 经穴；5. 合穴
（各穴之流注及所属五行可参阅表 3-1）

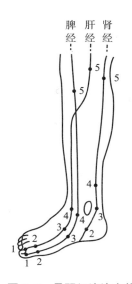

图 3-2　足阴经流注穴位图

1. 井穴；2. 荥穴；3. 俞穴；4. 经穴；5. 合穴
（各穴之流注及所属五行可参阅表 3-2）

(2) 经穴中井、荥、俞、经、合定名的由来，是将脉气的流行比作水流一样。井是水流的泉源，也是水的出处，所以将手指足趾的前端和脉气所出的穴位都称为井穴。荥穴在井穴之次，是脉气流动的所在，荥是微小的水流之意，如流水的始出泉源，而流之尚微，故称为荥。俞穴在荥穴之次，是脉气所注的地方，俞是运输，注是灌注，也就是脉气注此输彼，如微小的流水渐入深处，故称为俞（阳经有一原穴，是脉气所过，而俞原同气，阳经治原，即所以治俞）。经穴在俞穴之次，经是经过，是脉气所行之处，等于水流迅速经过的意思，故称为经。合穴在经穴之次，位于肘、膝的关节附近，是脉气所入与众经相会之处，等于百川的汇合入海，故称为合。这些特定的名称，顾名思义，应用在治疗上也都是有其一定价值的。

(3) 井、荥、俞、经、合各穴，都是可以用十天干所属的阴阳五行去代表。阴干方面，任何阴经的井穴都属乙木，荥穴属丁火，俞穴属己土，经穴属辛金，合穴属癸水。阳干方面，任何阳经的井穴都属于庚金，荥穴属壬水，俞穴属甲木，经穴属丙火，合穴属戊土。阴以阳为刚，阳以阴为柔，两者结合起来，刚柔相济，就使得阴阳各经的井穴是乙庚相合，荥穴是丁壬相合，俞穴是甲己相合，经穴是丙辛相合，合穴是戊癸相合。由此再按阴阳五行的相互促进和相互制约的法则，就能演绎出许多错综复杂的变化。

第4章 十二经配合干支的演变

第一节 十天干所代表的十二经表里

子午流注的法则，在逐日按时循经取穴的应用方面，主要是以十天干和十二地支来作为经穴和日时的代名词。十天干就是甲、乙、丙、丁、戊、己、庚、辛、壬、癸。十二地支就是子、丑、寅、卯、辰、巳、午、未、申、酉、戌、亥。天干地支相传已久，原是古人用来记别年月和日时的符号，但也可以作为各种事物的代名词。所以在古医书中，也用来代表十二经的名称。从十天干所代表的十二经来说，还有着一个简明的歌诀："甲胆乙肝丙小肠，丁心戊胃己脾乡，庚属大肠辛属肺，壬属膀胱癸肾脏，三焦亦向壬中寄，包络同归入癸方。"明代名医张景岳曾将这首歌诀中关于三焦和包络的两句改动，说："十二经纳甲歌，诸腑配阳，诸脏配阴，其歌应谓甲胆乙肝丙小肠，丁心戊胃己脾乡，庚属大肠辛属肺，壬属膀胱癸肾脏，三焦阳腑须归丙，包络从阴丁火旁。旧说三焦亦向壬中寄，包络同归入癸方，虽三焦为决读，犹可言壬，而包络附心主之，安得云癸，且二脏表里皆相火也，故应改正之。"张景岳提出的这个修正意见，确是有理由的（下节论子母穴中，三焦与包络都是以丙丁为主，可证其说）。从这一点，可见十二经配合着十天干，并非偶然的凑合，而是有着一种来由的。

甲为胆，乙为肝的原因，先要从十二经的表里说起。十二经原有表里之分，表为阳，里为阴，表里相互配合，各尽其用。表里配合的关系，据《素问·血气形志篇》说："足太阳与少阴为表里，少阳与厥阴为表里，阳明与太阴为表里，是为足之阴阳也；手太阳与少阴为表里，少阳与心主为表里，阳明与太阴为表里，是为手之阴阳也。"在《灵枢·本输》中，对十二经表里阴阳的配合，更有详细的解释："肺合大肠。大肠者，传导之腑。心合小肠，小肠者，受盛之腑。肝合胆，胆者，中精之腑。脾合胃，胃者，五谷之腑。肾合膀胱，膀胱者，津液之腑也。少阴属肾，肾上连肺，故将两脏。三焦者，中渎之腑也，水道出焉，属膀胱，是孤之腑也，是六腑之所与合者。"又在《灵枢·经脉》中论述十二经分布于全身的部位，其中说：肺络大肠，脾络胃，心络小肠，肾络膀胱，心包络三焦，肝络胆。这些引证的文献中，已将十二经的表里说得很清楚，就是阴阳配合脏腑互为表里，肝与胆，心与小肠，脾与胃，肺与大肠，肾与膀胱，心包与三焦。这种表里的关系也是中医用来治疗和诊断疾病的主要依据。

十二经有表里之分，十天干也有阴阳之别，两者的配合，原是以阳为表，以阴为里。表是六腑，里是五脏，所以在《内经》中也以阴性的五行，即十天干中的五阴干代表五脏的名称。如《素问·阴阳应象大论篇》中论述五方五行和五脏关系说："东方生风，风生木，木生酸，酸生肝，肝生筋"，就是乙木代表肝脏和神经系统。肝与胆相为表里，阴性的乙和阳性的甲同属东方之木，两者适相配合，所以说甲胆，乙肝。"南方生热，热生火，火生苦，苦生心，心生血"，就是丁火代表循环系统。心与小肠相为表里，阴性的丁和阳性的丙同属南方之火，两者适相配合，所以说丙小肠，丁心。"中央生湿，湿生土，土生甘，甘生脾，脾生肉"，就是己土代表消化系统。脾与胃相为表里，阴性的己和阳性的戊同属中央之土，两者适相配合，所以说戊胃，己脾。"西方生燥，燥生金，金生辛，辛生肺，肺生皮毛"，就是辛金代表呼吸系统。肺与大肠相为表里，阴性的辛和阳性的庚同属西方之金，两者适相配合，所以说庚大肠，辛肺。"北方生寒，寒生水，水生咸，咸生肾，肾生骨髓"，就是癸水代表泌尿和生殖系统。肾与膀胱相为表里，阴性的癸与阳性的壬同属北方之水，两者适相配合，所以说壬属膀胱，癸肾脏。

至于经有十二，而天干只有十个，余下的心包经和三焦经原已不能再分配在十个天干之中。但三焦称为阳气之父，心包称为阴血之母，这意思就是中医所称的三焦，形态虽然不能完全明白，可是据近代人的研究，三焦对于身体上的同化作用和异化作用似乎有着主要的支配，正如《灵枢·营卫生会》所说："上焦出于胃上口，并咽以上，贯膈而布胸中。""营出于中焦，卫出于下焦。"这就是说："三焦是总领五脏六腑、荣卫经络、内外左右上下之气，和内调外，营左养右，导上宣下，三焦通则内外左右上下皆通。"三焦属阳，为六腑之一，所以称为阳气之父。而所谓焦，是火气所化的意思，故三焦也称为相火。至于心包是君，主心经的外卫，心主血，所以心包称为阴血之母。而心经在十天干之中属于丁火，心包属于心，所以心包也称为相火。心包与三焦相为表里，两者又同属相火，因此，在十天干之中，仍以丙、丁两字作为三焦和心包的代名词，这样就使十二经仍可以用十个天干来代表。不过其中丙、丁代表了小肠经和心经，也代表了三焦经和心包经的相火，下表就是说明十天干所代表十二经的脏腑表里的关系（表 4-1）。

表 4-1　十二经脏腑表里配合天干阴阳表

经别	胆	肝	小肠	心	胃	脾	大肠	肺	膀胱	肾	三焦	心包
天干	甲	乙	丙	丁	戊	己	庚	辛	壬	癸	丙、相火	丁、相火
阴阳	阳	阴	阳	阴	阳	阴	阳	阴	阳	阴	阳	阴
脏腑	腑	脏	腑	脏	腑	脏	腑	脏	腑	脏	腑	—
表里	表	里	表	里	表	里	表	里	表	里	表	里

第二节　十二地支所分配的十二经

古医书中所载运用干支配合的流注法，其实可分为狭义的和广义的两种。狭义的专以天干为主，逐日按时所选用的穴位，完全以这一日的日时所属的天干和十二经所属的天干相配合，即甲日或甲时选用胆经的穴位，乙日或乙时选用肝经的穴位等。但广义的子午流注与此不同，是专以一日中十二个时辰的地支为主，不问那一日的日子属于何干，也不问那一个时辰是属于何干，而是固定地以十二个时辰代表了十二经。如寅时属于肺经，即在任何一日的寅时，就认为适宜于针肺经的任何一穴，所以子午流注法运用的范围，也比较广泛，和着重于十干为主的逐日按时的流注法，有显明的不同之处（详见第5章）。因为一日有十二个时辰，用来分配十二经，即所谓十二经纳支法，据《针灸大成》所载的纳支歌说："肺寅大卯胃辰宫，脾巳心午小未中，申胱酉肾心包戌，亥焦子胆丑肝通"。这首纳支歌的意思，就是将十二经配属于一日的十二个时辰。肺经属寅时，大肠经属卯时，胃经属辰时，脾经属巳时，心经属午时，小肠经属未时，膀胱经属申时，肾经属酉时，心包经属戌时，三焦经属亥时，胆经属子时，肝经属丑时，每一经配合一个时辰。这种十二经纳支法的缘由，主要就是依据十二经的顺序相配合而成的。

十二经配合天干，原是以肝属木，心属火等的意思，按表里去配合天干的五行，所以如甲乙属木，就分配着胆经和肝经。而十二经纳支法，经穴和时辰的配合，并不着重于五行，也并非脏腑的阴阳和时辰的阴阳全是相同。如肺经属金，为手阴经之一，竟是流注于寅时，寅属木，又为阳时之一，可见以地支为主的纳支法中，经穴和时辰并非两者的阴阳和五行完全相同。但是以肺经配合寅时，亦是有一种缘由的，是依据《内经》所载十二经经络的走向，来分别十二经先后的次序的。《灵枢·经脉》论脏腑十二经脉的生始出入及各经经络承接着周而复始的情况，有极详细的分析，其大意是：手太阴肺经，起于中焦，出大指之端；手阳明大肠经，受肺经的支脉，起于大指次指之端，其支者，从缺盆上颈挟口交人中，上挟鼻孔；足阳明胃经，受大肠经的支脉，起鼻交颏中，循跗出大趾之端；足太阴脾经，受胃经的支脉，起于大趾之端，络胃注心中；手少阴心经，受脾经的支脉，起于心中，出小指之端；手太阳小肠经，受心经的支脉，起于小指之端，其支者，从颊至目内眦；足太阳膀胱经，受小肠经的支脉，起于目内眦，出外踝至小趾之端；足少阴肾经，受膀胱经的支脉，起于小趾之下，上贯肝膈入肺注胸中；手厥阴心包经，受肾经的支脉，起于胸中属心包络，循中指出其端；手少阳三焦经，受心包经的支脉，起于小指次指之端，至目锐眦；足少阳胆经，受三焦经的支脉，起于目锐眦，其支者，别跗上入大趾之间；足厥阴肝经，受胆经的支脉，起于大趾之端，上贯膈注肺中。按照这样的承转，从肺经开始，而辗转由大肠、胃、脾、心、小肠、膀胱、肾、心包、三焦、胆，终止于肝经，再由肝经转入肺经，周而复始，就是十二经的经络通行的自然顺序。以循行顺序对应一日的十二个时辰，每一日从寅时起，经卯、辰、巳、午、未、申、酉、戌、亥、子时到丑时止，再由丑时周而复始，其顺序也是不会变更的。肺经是十二经通行的始点，十二支的"寅"字，也常是代表一种开始的意思。

例如阴历以寅代表一年之始的正月，一日中的黎明也就是寅时，因此，就不分十二经所属的阴阳五行，仅按着经络和时辰的顺序，每一经分配一个时辰作为该经流注的时间。这种以十二经配合十二时的广义流注法，既往曾流传一时，古医家张世贤、熊宗立且加以分时注释，《针灸聚英》亦详为论述。在古医书中，并有记载称历代太医院在石碑上刊刻诸经穴时，也以各经分配各时。按此种纳支法刊在碑上，也可以说明十二经的纳支法（图 4-1）和以天干为主的逐日按时的流注法，都是古时针灸家所采用的。

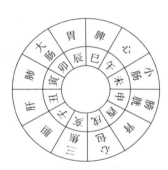

图 4-1 十二经纳支图

第三节 五门十变与夫妻经穴的配合

十二经用干支作为代名词，所属的干支，原不是相同的，前节所说以地支代表十二经的纳支法，仅以一经配合一时，其中经络和时辰的阴阳五行，既非完全相同，在应用上也就没有什么复杂的变化。但十天干的演变就比较多了，由于十天干有阴阳五行的分别，十二经也有脏腑表里的不同，两者都是紧密配合着的，所以在古法的针灸治疗中，临床上就常依据十天干所属的五行和相生相克的关系来代表经穴的性质，而在治疗上也有一定的作用。例如辽金时有名的针灸家窦汉卿所作的《标幽赋》中说："论其五行五脏，察日时之旺衰。"杨继洲对这句话解释说："五行即木、火、土、金、水，五脏即肝、心、脾、肺、肾。此言病于本日时之下，得五行生者旺，受五行克者衰，知心之病，得甲乙之日时者生旺，遇壬癸之日时者克衰，余仿此。"杨继洲的解释，一方面是说明了十天干应用在治疗上的作用，另一方面也指出了子午流注应用十天干来配合脏腑的原则，相较仅用纳支法的流注是迥然不同的。

在古医书中，对于用十天干来代表的针灸治疗，还有一种五门十变的规定。所谓五门，有着两种解释：一种是井、荥、俞、经、合所分配的母子穴（详本章第四节），另一种是将十天干演变为五种相合的方式，即所谓夫妻穴。《针灸大成》所载论子午流注法中曾说："夫妻子母互用，必适其用为贵耳。"夫妻经穴的意思，即阳干与阴干刚柔相配（参阅第3章第四节），也就是按着五行的生成数，逢五相合，如甲是天干的第一数，一加五为六，己是天干的第六数，于是就有了甲己相合，其余都照此类推。十天干就分为甲己相合，乙庚相合，丙辛相合，丁壬相合，戊癸相合。天干有阴阳的分别，以阳为夫，以阴为妻，按十天干的相合与其所代表的经穴，就是所谓夫妻穴的由来。在治疗上应用此种夫妻穴的配穴法，古医书中说得很多，扼要地举例来说，就是甲己相合，即针胆经的穴位时再配合一个脾经的穴。如《玉龙赋》所说："阴陵泉、阳陵泉，除膝肿之难熬……商丘、丘墟，脚痛堪追（阴陵泉与商丘均属脾经，为己土；阳陵泉与丘墟均属胆经，为甲木）。"乙庚相合，就是肝经的穴和大肠经的穴相配，如《席弘赋》所说："手连肩脊痛难忍，合谷针时要太冲。"又如《百症赋》所说："项强伤寒，温溜、期门而主之（太冲、期门均属肝经，为乙木，合谷、温溜均属大肠经，为庚金）。"其余丙辛相合，即小肠经配肺经，如《千金方》所说："后溪并列缺，治胸项有痛（后溪属小肠经，为两火，列缺属肺经，为辛金）。"丁壬相合，如《百症赋》所说："委阳、天池，腋肿针而速散（天池属心包经，为丁火，委阳属膀胱经，为壬水）。"戊癸相合，如《百症赋》所说："中邪霍乱，寻阴谷、三里之程（阴谷属肾经，为癸水，足三里属胃经，为戊土）。"

这些例子，就是夫妻穴相配的意思。夫妻经穴相配的另一种方法，例如甲己相合，就是针治胆经的穴位可以治疗脾经的疾病，如胆经的日月穴能治胃疾患呕吐、黄疸、肠疝、鼓肠等；或针脾经的穴位可以治疗胆经的疾病，如脾经的商丘穴能治癔病（即胆虚症，身寒善太息，心悲气逆），又如脾经大包穴可治胸膜炎（即胸胁中痛，邪入胆经，布之胁下之故）。其余各经按其天干相合，亦有许多病症可以照这种方式去配穴，正如《素问·阴阳应象大论篇》所说："审其阴阳，以别柔刚，阳病治阴，阴病治阳，定其血气，各守其乡。"不过像按十天干相合作为夫妻穴的配法，虽然并非每种疾病或每一种经穴都必须采用此种相配的法则，但由此可见古人运用十天干来分别阴阳的配合，是有其缘由的。至于进一步的所谓甲己合而化土，乙庚合而化金，丙辛合而化水，丁壬合而化木，戊癸合而化火，即是将十天干与五行的关系更变化得复杂了，因而在应用上的推算也较为烦琐，这里不再详述。

第四节　井、荥、俞、经、合所属的母子穴

十天干按其五行与阴阳的不同，产生五门十变，虽是夫妻穴的由来，但五门十变的另一种解释，就是指井、荥、俞、经、合各穴。第3章已经说过，凡阴经和阳经的井、荥、俞、经、合的穴位，都有一个天干的代名词，即阴经的井穴属于乙木，阳经的井穴属于庚金，阴经的荥穴属于丁火，阳经的荥穴属于壬水等，这是就各穴的天干与五行而言。由于十干其根本是一种代名词的符号，它可以代表穴位，可以代表经络，也可以代表日时，可以各个分开来，也可以将经和穴相互联系在一起，如以井、荥、

俞、经、合五门所分配的十天干，再与十二经所属的天干相配合，也就可产生所谓母子穴的名称。

《内经》在针灸治疗方面一再指出虚则补其母、实则泻其子的重要性，这种母子的关系，就是由十天干的五行相生关系而演绎出来的，即木生火，火生土，土生金，金生水，水生木，如环无端，绵延不绝。因其顺序相生，所以木的母是水，木的子是火；火的母是木，火的子是土；土的母是火，土的子是金；金的母是土，金的子是水；水的母是金，水的子是木。这种母子相生的原则应用在治疗上，广义地说，在十二经中任何一经的疾病可以按其虚实补泻，选用穴位。如肝经的实证，可以选用心经的穴位去泻肝木（心经属丁火，是肝经乙木之子，实则泻其子）；又如肝经的虚证，可以选用肾经的穴位去补肝木（肾经属癸水，是肝木之母，虚则补其母）；其余各经，都可以仿此类推。从狭义的方面来说，每经的井、荥、俞、经、合，既各自分配着五行，也就可以在本经中另再分为各自有其母子的关系，所以在十二经的六十六穴之中，每经有两个母子穴，共二十四穴。所谓虚则补其母、实则泻其子，古人所称的虚证与补的意义，就是指某组织的生理功能减退而予以兴奋；实证与泻的意义，亦就是指某组织的生理功能亢进而予以抑制。这在临床的实验中，可以按十二经分别说明如下。

胆经　胆经属于甲木，荥穴侠溪是胆经中的水穴，属于壬水，水能生木，即胆经的母穴，虚则补其母，所以侠溪能治耳聋、眩晕、下肢麻痹等；经穴阳辅是胆经中的火穴，属于丙火，木能生火，即胆经的子穴，实则泻其子，所以阳辅能治膝关节炎、全身神经痛等。

肝经　肝经属于乙木，合穴曲泉是肝经中的水穴，属于癸水，水能生木，即肝经的母穴，虚则补其母，所以曲泉能治大腿内侧部痉挛或麻痹、四肢不举不能屈伸、遗精等；荥穴行间是肝经中的火穴，属于丁火，木能生火，即肝经的子穴，实则泻其子，所以行间能治肠疝痛、阴茎痛、心悸、腹膜炎等。

小肠经　小肠经属于丙火，俞穴后溪是小肠经的木穴，属于甲木，木能生火，即小肠经的母穴，虚则补其母，所以后溪能治头项痉挛、耳聋、目翳等；合穴小海是小肠经的土穴，属于戊土，火能生土，即小肠经的子穴，实则泻其子，所以小海能治肩、肱、肘、臂之诸肌痉挛及尺神经痛、下腹痛等。

心经　心经属于丁火，井穴少冲是心经中的木穴，属于乙木，木能生火，即心经的母穴，虚则补其母，所以少冲能治一切心脏疾患（《玉龙赋》："心虚热壅，少冲明于济夺"）；俞穴神门是心经中的土穴，属于己土，火能生土，即心经的子穴，实则泻其子，所以神门是精神病及心脏病治疗的要穴，能治心室肥大、神经性心悸亢进等症。

胃经　胃经属于戊土，经穴解溪是胃经中的火穴，属于丙火，火能生土，即胃经的母穴，虚则补其母，所以解溪能治风湿病、眩晕、鼓肠、颜面水肿等；厉兑是胃经的井穴，属于庚金，土能生金，即胃经的子穴，实则泻其子，所以厉兑能治癫狂、腹股沟部以下之神经痛及组织炎、腹水与水肿等。

脾经　脾经属于己土，荥穴大都是脾经中的火穴，属于丁火，火能生土，即脾经的母穴，虚则补其母，所以大都能治腹直肌痉挛（腹满呕吐）、全身倦怠等；商丘是脾经的经穴，属于酉金，土能生金，即脾经的子穴，实则泻其子，所以商丘能治腹部膨胀、肠雷鸣、呕吐、便秘痔漏等。

大肠经　大肠经属于庚金，合穴曲池是大肠经中的土穴，属于戊土，土能生金，即大肠经的母穴，虚则补其母，所以曲池能治手肘臂膊疼痛与变细无力、半身不遂等；二间是大肠经的荥穴，属于壬水，金能生水，即大肠经的子穴，实则泻其子，所以二间能治喉炎、牙痛、肩背与肱部之神经痛等。

肺经　肺经属于辛金，俞穴太渊是肺经的土穴，属于己土，土能生金，即肺经的母穴，虚则补其母，所以太渊能治肺及支气管出血咳嗽、肺脏肥大 [①] 等症；合穴尺泽是肺经的水穴，属于癸水，金能生水，即肺经的

---

① 肺脏肥大：疑为肺气肿。

子穴，实则泻其子，所以尺泽能治肩胛神经痛喘息、胸膜炎等。

膀胱经 膀胱经属于壬水，井穴至阴是膀胱经的金穴，属于庚金，金能生水，即膀胱经的母穴，虚则补其母，所以至阴能治半身不遂、头痛、遗精、妇人难产等；俞穴束骨是膀胱经的木穴，属于甲木，水能生木，即膀胱经的子穴，实则泻其子，所以束骨能治前头及后头神经痛项肌收缩不可回顾、痛疽、疔疮等。

肾经 肾经属于癸水，经穴复溜是肾经的金穴，属于辛金，金能生水，即肾经的母穴，虚则补其母，所以复溜能治下肢麻痹、盗汗、水肿、血痔等；井穴涌泉是肾经的木穴，属于乙木，水能生木，即肾经的子穴，实则泻其子，所以涌泉能治心肌炎及心悸亢进、小儿搐搦、五趾尽痛等。

三焦经 三焦经是相火，亦属于丙火，俞穴中渚是三焦经中的木穴，属于甲木，木能生火，即三焦经的母穴，虚则补其母，所以中渚能治关节炎之五指不能屈伸、眩晕、耳鸣等；合穴天井是三焦经的土穴，属于戊土，火能生土，即三焦经的子穴，实则泻其子，所以天井能治癫狂、颈项神经痛、肘腕关节炎等。

心包经 心包经是相火，亦属于丁火，井穴中冲是心包经的木穴，属于乙木，木能生火，即心包经的母穴，虚则补其母，所以中冲能治心肌炎、热病无汗等；俞穴大陵是心包经的土穴，属于己土，火能生土，即心包经的子穴，实则泻其子，所以大陵能治心肌炎、肋间神经痛、口干、目赤等。

上述十二经的二十四个母子穴（表4-2），《针灸大成》载有一首简明的歌诀。

> 肺泻尺泽补太渊，大肠二间曲池间，
> 胃泻厉兑解溪补，脾在商丘大都边，
> 心先神门后少冲，小肠小海后溪连，
> 膀胱束骨补至阴，肾泻涌泉复溜焉，
> 包络大陵中冲补，三焦天井中渚痓，
> 胆泻阳辅补侠溪，肝泻行间补曲泉。

二十四个母子穴所主治的病证，原则上虽是母穴都治虚证，子穴都治实证，但在临床上，各穴所能主治的病证很多，每个母穴所主治的病证中也有一部分是实证，每个子穴所主治的病证中也有一部分是虚证，从表面上看，似乎与母补虚、子泻实的原则不符合，其实这是由于虚中有实，实中有虚的缘故。《内经》中对这一点有详细的分析，不过既然分出了母子穴的关系，在施行补泻手法时就可以作为依据，如虚证原应该去补母穴，但母穴所主治的如属实证，则仍应该用泻的手法，去其母则子自弱，亦可以有抑制的作用；又如实证原应该去泻子穴，但子穴所主治的如属虚证，则就应该用补的手法，补其子则母自强，亦可以有兴奋的作用。所以应用母子穴时，主要的还是必须明确病证的虚实，按其虚实，施行补泻的手法，不可机械地母穴必补、子穴必泻，而要按照本穴所有主治的证候来灵活运用。

表 4-2　十二经井、荥、俞、经、合母子穴简明表

天干	经别	母穴	穴别	五行相生	子穴	穴别	五行相生
甲木	胆经	侠溪	荥水	水生木	阳辅	经火	木生火
乙木	肝经	曲泉	合水	水生木	行间	荥火	木生火
丙火	小肠经	后溪	俞木	木生火	小海	合土	火生土
丁火	心经	少冲	井木	木生火	神门	俞土	火生土
戊土	胃经	解溪	经火	火生土	厉兑	井金	土生金
己土	脾经	大都	荥火	火生土	商丘	经金	土生金
庚金	大肠经	曲池	合土	土生金	二间	荥水	金生水
辛金	肺经	太渊	俞土	土生金	尺泽	合水	金生水
壬水	膀胱经	至阴	井金	金生水	束骨	俞木	水生木
癸水	肾经	复溜	经金	金生水	涌泉	井木	水生木
丙相火	三焦经	中渚	俞木	木生火	天井	合土	火生土
丁相火	心包经	中冲	井木	木生火	大陵	俞土	火生土

注：母子穴穴别及所属五行，可参阅第 3 章第四节表 3-1、表 3-2

第五节　阳日阳时和阴日阴时

　　几千年来，我们的祖先以干支作为记别年月和日时的符号，而干支应用在子午流注方面，因需逐日按时分定穴位，所以不仅将干支代表了经穴，而且所有记日记时也完全以干支为主，并有阳日阳时用阳穴，阴日阴时用阴穴的规定。所谓阳日阳时和阴日阴时，就是以干支所属的阴阳来作为标准的。十天干有阴阳之分，十二地支也有阴阳之别，这种分别，在前文中大致都已经说过，为了便于记忆和易于了解起见，现在再提供一种由几个数字来推算的方法。

　　十天干和十二地支所属阴阳与其所代表的不同性质，其原理在古医书中曾有多方面的阐释。如果仅就奇数属阳、偶数属阴这一点来说，干支所属的阴阳用数字来分别，就很容易明了。因为奇数就是单数，偶数就是双数，天干共十个，甲是第一个数字，顺延着推算下去，就是甲一，乙二，丙三，丁四，戊五，己六，庚七，辛八，壬九，癸十。由于古人以单数属阳的原则，也等于说一、三、五、七、九的单数，即甲、丙、戊、庚、壬都属于阳；双数属阴，二、四、六、八、十的双数，即乙、丁、己、辛、癸都属于阴。这样十天干所代表的阴阳，就可以很明显了。至于地支共十二个，以子为第一个数字，顺延着推算下去，就是子一、丑二、寅三、卯四、辰五、巳六、午七、未八、申九、酉十、戌十一、亥十二。地支也是以单数为阳，所以一、三、五、七、九、十一的单数，即子、寅、辰、午、申、戌都属于阳；二、四、六、八、十、十二的双数，即丑、卯、巳、未、酉、亥都属于阴。这样十二地支所代表的阴阳也可以很明显了。

　　每一个阳干，必配阳支，即任何一个天干的单数，必是配合着地支的单数，这种干支组合都属于单数的配合，在日就是阳日，在时就是阳时。相反地说，每一个阴干必配阴支，即任何一个天干的双数，必是配合着地支的双数，这种干支组合都属于双数的配合，在日就是阴日，在时就是阴时。因为天干有五个单数和五个双数，地支有六个单数和六个双数，每一个单数的阳干可以和六个阳支各相配合，每一个双数的阴干亦可以和六个阴支各相配合，五六得三十，两个三十，共是配合了六十个干支数，列表如下（表4-3、表4-4）。

表4-3　阳日阳时干支表

甲子	丙寅	戊辰	庚午	壬申
甲戌	丙子	戊寅	庚辰	壬午
甲申	丙戌	戊子	庚寅	壬辰
甲午	丙申	戊戌	庚子	壬寅
甲辰	丙午	戊申	庚戌	壬子
甲寅	丙辰	戊午	庚申	壬戌

表4-4　阴日阴时干支表

乙丑	丁卯	己巳	辛未	癸酉
乙亥	丁丑	己卯	辛巳	癸未
乙酉	丁亥	己丑	辛卯	癸巳
乙未	丁酉	己亥	辛丑	癸卯
乙巳	丁未	己酉	辛亥	癸丑
乙卯	丁巳	己未	辛酉	癸亥

上面两个表格中，已将阳日阳时和阴日阴时分别整理，子午流注以阳日阳时用阳穴，就是按每个阳日或每个阳时，先后配用六阳经井、荥、俞、原、经、合的三十六个阳穴；阴日阴时用阴穴，也就是按每个阴日或每个阴时，先后配用六阴经井、荥、俞、经、合三十个阴穴。而其中有一个关键，即是无论在任何一个日时，都是以天干为主，而以天干所代表的脏腑各阳经和阴经，配合当时的时间所属的天干作为主穴。

按日子来说，无论任何阳经和阴经的井穴，由于所出为井的意思，井穴也是每经气血流注的始点，所以每经主开井穴的时间，该井穴所属的经，所代表的天干和当日的天干，必是相同。例如胆经属甲木，胆经的井穴窍阴，必开于甲日；肝经属乙木，肝经的井穴大敦，必开于乙日；其余如丙日开小肠经井穴少泽，丁日开心经井穴少冲，戊日开胃经井穴厉兑，己日开脾经井穴隐白，庚日开大肠经井穴商阳，辛日开肺经井穴少商，壬日开膀胱经井穴至阴，癸日开肾经井穴涌泉。这些井穴所开的时间虽有先后，但该经的天干与当日的天干必是相同，而阳经必始开于阳日，阴经必始开于阴日的原则，可以说是固定的。至于三焦属于阳经，心包属于阴经，其井穴虽不是单独主开于某个日干，但三焦经各穴分配于阳干，心包经各穴分配于阴干，也是固定的。

从每日的时间方面来说，尤其有一个特点，即每日十二个时辰之中，子、丑、寅、卯等地支虽是固定，但天干却是不同的，所以每日所用的经和穴也不同。可是任何一日，当时所用的穴位，该穴所属经络的天干，必与这个时辰所属的天干相同。所以三十六个阳穴之中，如胆经的窍阴、侠溪、足临泣、丘墟、阳辅、阳陵泉六个穴，因胆经属于甲木，所适用该时辰的天干也必是属于甲木，即甲子、甲戌、甲申、甲午、甲辰、甲寅各时辰是分别主开胆经各穴；每一个天干属于乙木的时辰，其适用也必是肝经井荥、俞经、合各穴；其余丙时主小肠经各穴，丁时主心经各穴……（详见第 5 章）也都是依此类推。因为时间有先后，开穴有迟早，阳进阴退，就产生了许多错综复杂的变化，但总是离不了十天干所代表的十二经名称及阳日阳时用阳穴、阴日阴时用阴穴的原则。

阳日和阴日，按天干的顺序，是容易明了的，即今日是甲日属阳，明日就是乙日属阴，后日也必是丙日属阳，这样顺着推算下去，是很单纯的。至于一日有十二个时辰，所属子、丑、寅、卯等十二个地支的名称，每日都是如此，没有变更。总的来说，由子时到亥时，子属阳，丑属阴，寅属阳，卯属阴……也都是按着次序一阳一阴地排列着，而地支属阳，天干也必然属阳，地支属阴，天干也必然属阴。所以一日有六个阳时和六个阴时。但一日中十二个时辰所配合的天干，每日是不同的，十天干分配十二支，可得六十个干支，一天用十二个，要相隔五日之后，才能相同。可是天干是怎样轮转着配了地支呢？有一首日，上起时的歌诀，说得较为简明而易于记忆。歌诀是："甲己起甲子，乙庚起丙子，丙辛起戊子，丁壬起庚子，戊癸起壬子。"

歌诀的大意，因为时辰的干支，每相隔五日必是相同，甲己起甲子的意思，就是任何一个甲日，第一个时辰子时，必定是甲子时，以下乙丑、丙寅、丁卯、戊辰……就可以按天干的顺序和地支的顺序相配，而推算出来了。如果今日是甲日，以甲子时为第一个时辰，相隔五日，到了第六日的己日，仍以甲子时为第一个时辰，亦照此顺延推算下去，所以逢任何一个甲日或己日，其第一个时辰必是甲子时；其余如任何一个乙日或庚日，其第一个时辰必是丙子；任何一个丙日或辛日，其第一个时辰必是戊子时；丁日或壬日以庚子为第一个时辰，戊日或癸日以壬子为第一个时辰，都是机械地规定着的（表 4-5）。因为子午流注着重于逐日按时定穴，逐日是照每日的日干，按时就是按照每日日干所分配的十二个时辰的干支，所以明白了日上起时的原则，在经穴的对照计算阴阳的变化方面，就会感觉便利得多了。

表 4-5　十干逐日所属十二时辰干支表

日　干	十二时所属干支											
甲日或己日	甲子	乙丑	丙寅	丁卯	戊辰	己巳	庚午	辛未	壬申	癸酉	甲戌	乙亥
乙日或庚日	丙子	丁丑	戊寅	己卯	庚辰	辛巳	壬午	癸未	甲申	乙酉	丙戌	丁亥
丙日或辛日	戊子	己丑	庚寅	辛卯	壬辰	癸巳	甲午	乙未	丙申	丁酉	戊戌	己亥
丁日或壬日	庚子	辛丑	壬寅	癸卯	甲辰	乙巳	丙午	丁未	戊申	己酉	庚戌	辛亥
戊日或癸日	壬子	癸丑	甲寅	乙卯	丙辰	丁巳	戊午	己未	庚申	辛酉	壬戌	癸亥

小 结

(1) 十二经有表里的配合，十天干也有阴阳的不同，将两者联系起来，阳干可以代表阳经，阴干可以代表阴经。脏腑各经以脏为主，按五行的属性，表里相配，肝属木，肝与胆为表里，配合了甲乙之木，称为甲胆乙肝。心属火，心与小肠为表里，配合了丙丁之火，丙是小肠，丁是心。脾属土，脾与胃为表里，配合了戊己之土，便是戊胃己脾。肺属金，肺与大肠为表里，配合了庚辛之金，便是庚大肠，辛肺。肾属水，肾与膀胱为表里，配合了壬癸之水，便称为壬水膀胱，癸肾脏。至于三焦是属于相火，心包络是君主心经之外卫，心包与三焦为表里，所以仍是配合了属火的丙丁两干，丙是三焦，丁是心包，使十二经都可以分别用十天干去代表了。

(2) 十二经也可以用十二地支的名称去代表，但经穴和时辰的配合并不着重于五行，也并非是将脏腑的阴阳和时辰的阴阳全然相同起来，而是按十二经经络先后承接着的走向，按其顺序的先后，逐个分配十二个时辰。十二经的周而复始，以手太阴肺经为起点，而在一日中以寅时为黎明，所以就用肺经配合寅时，按次序下来，卯时大肠，辰胃，巳脾，午心，未小肠，申膀胱，酉肾，戌心包，亥三焦，子胆，丑肝。以一经配合一个时辰的法则，在按时取穴的针法中，不必限定某日某时针某穴，所以运用的范围也较为广泛。

(3) 十天干刚柔相配，可以演变为五种相合的方式，即甲与己合，丙与辛合，丁与壬合，戊与癸合。这些天干所代表的经穴，按其相合的关系，便称为夫妻经或夫妻穴。在治疗上可以按夫妻经同时取穴，或是针夫经的穴位，能治妻经的病，针妻经的穴位，能治夫经的病，只要灵活运用，也是一种很有意义的配穴法则。

(4) 虚则补其母，实则泻其子。母子关系，就是从五行相生的原则而来的。十天干都有所属的五行，因此使其所代表的十二经也各自分配着五行，可以分出母子穴的关系了。另一方面，以十二经所属的五行为主，再去配合该经井、荥、俞、经、合各穴的五行，便成为每经各有一个母子穴，十二经共得二十四穴。这些穴位运用在临床上，补母穴有兴奋的作用，泻子穴有抑制的作用，其实际的疗效都是显而易见的。

(5) 十天干按照从一到十的顺序，单数属阳，双数属阴，十二地支也是这样，干支相互配合，共可得六十个干支数。干支都属于阳的，便是阳日或阳时，干支都属阴的，便是阴日或阴时，十二个时辰的干支，每隔五日必是相同。而子午流注在阳时必取阳经的阳穴，在阴时必取阴经的阴穴，那都是固定的。至于每一阴经或阳经，始开井穴的日子，该经所属的天干必与当日的天干相同；而属于某一经的井、荥、俞、经、合各穴，在开穴的时候，这个时辰的天干也必与该穴所属某经的天干相同。所以要研究子午流注法，首先必须熟悉日时干支所属的阴阳关系。

第5章 子午流注逐日按时开穴的规律

第一节 徐氏《逐日按时定穴歌》浅释

子午流注是借用天干地支等记录、分别日时的符号，代表了十二经和井、荥、俞、原、经、合各穴，按日时干支的自然顺序，以说明刚柔相配，阴阳相合和气血循环等各种现象。我们如果研究了井、荥、俞、原、经、合各穴配合刚柔的意义（参见第3章第四节），明白了十天干所代表的十二经表里的作用及阳日阳时和阴日阴时的分别（参见第4章第一节和第五节），就不难了解子午流注针法的构成是具有完整规律的。对于这一点，在古医书中阐释得也很多，尤其是南朝时徐文伯所作的《子午流注逐日按时定穴歌》，将经穴怎样配合日时，怎样周期性地按时开穴，更做了较具体的说明（原歌见《针灸大成》）。千百年来运用子午流注针法的医家，无不以徐氏歌诀作为依据。兹将徐氏的原歌逐句解释如下，以供参考。

甲日戌时胆窍阴

甲是十天干中最初的一个阳干，戌是十二地支中最末的一个阳支。十二经流注的日期，从第一个天干甲日开始，按照顺序，接着就是乙日、丙日、丁日等继续下去；而在时间方面，却是配合着最主要的一个阳时戌时开始，按照时辰逆行的次序，接着第二日乙日从酉时开始，第三日丙日从申时开始等。天干属阳，地支属阴；阳主进，阴主退；就是所谓阳进阴退而产生了变化，也就是甲日定穴首先是配合戌时的原因。由于任何一个甲日的戌时配合天干都是甲戌时，日时两干都属于甲木，甲木是代表胆经；又因十二经的脉气所出为井，每日的流注也必定是从井穴开始；所以甲日甲戌时，首先所开的就是胆经的井穴窍阴。

丙子时中前谷荥

甲日甲戌时以后，相隔两个时辰，就转入了乙日的丙子时。丙是代表小肠经，小肠经的荥穴是前谷。因为日时流注所应用的阳干是按着甲、丙、戊、庚、壬的顺序，流注适用于阳经的穴位是按照井、荥、俞、原、经、合的顺序，如果开穴时辰的天干属于某经，所开的穴也必定是属于某经，其关键就是每日以井穴所属的经络为主。例如甲日甲戌时始开井穴，甲木所代表的胆经是本日的主经，接着丙子时开小肠经荥穴，戊寅时开胃经俞穴等，两者都是紧密地联系着。照此顺延下去，所谓"丙子时中前谷荥"就是这个意思。不过乙日丙子时，日干乙木属阴，已成为阴日阳时，但由于乙日是承接着甲日的井穴，所以也并不限于第二日仍是阳日；而主经属阳，此后必是配合着阳时开阳穴，这个原则，是不能例外的。至于阴日始开阴井穴之后，承接着虽也有转入阳日，因主经属阴，所配合的时穴也必定是阴时阴穴（详下文）。

戊寅陷谷阳明俞，返本丘墟木在寅

乙日戊寅时，承接丙子时所开荥穴之后，按流注的顺序就应该接开俞穴。戊是代表胃经，也就是应开足阳明胃经的俞穴陷谷，所以说"戊寅陷谷阳明俞"。但阳经有一个原穴，开穴的时间必与俞穴所开的时间相同，称为返本还原。所谓本的意思，是依据这一天首开的井穴为主，本日首开井穴的是胆经，胆经的原穴是丘墟。"返本丘墟木在寅"，因寅属阳木，是甲木的本原，又以开俞穴的时候适当主经的原穴脉气所过，返本还原；所以在乙日的戊寅时，既开胃经的俞穴陷谷，同时又开胆经甲木的原穴丘墟。

庚辰经注阳溪穴

乙日庚辰时，距戊寅时所开俞原二穴之后，已相隔两个时辰，承接着就应开经穴。庚是大肠经的代名词，大肠经的经穴是阳溪，故称为"庚辰经注阳溪穴"。

壬午膀胱委中寻

乙日壬午时，继庚辰时所开经穴之后，按顺序当接开合穴。膀胱经属于壬水，与壬午时的天干相同，故在壬午时可寻取膀胱经的合穴委中。

甲申时纳三焦水，荥合天干取液门

十天干所代表的十二经，三焦经原是在十天干之外，称为相火，附属于丙。但在逐日按时的定穴法之中，三焦经并不单独分配着一个天干，而是附属于五个阳干之中，与当日的主经相配，成为一种母子相生的关系。本日所开的井穴是胆经窍阴，胆经也就是本日的主经。当乙日甲申时，在本日中所有井、荥、俞、原、经、合各穴，都已经顺序开过，甲申时的甲木，虽仍是代表胆经，但这时候胆经已无须重开，可接纳三焦经的母子相生。胆经属于甲木，水生木，所接纳的就是三焦经的水穴，即荥穴液门，所以说"甲申时纳三焦水，荥合天干取液门"。荥合天干就是三焦经的荥水，去生胆经甲木的意思（表5-1）。

表5-1　胆经属甲木，甲日甲戌时始开井穴

日	时	经 别	流 注	穴 别	五 行	穴 名	附　注
甲	甲戌	胆	出	井	金	窍阴	
乙	丙子	小肠	流	荥	水	前谷	
	戊寅	胃	注	俞	木	陷谷	过胆原，返本还原
		胆	过	原		丘墟	
	庚辰	大肠	行	经	火	阳溪	
	壬午	膀胱	入	合	土	委中	
	甲申	三焦	纳	荥	水	液门	水生木，母子相生

乙日酉时肝大敦

阳经从甲日的戌时起，首开胆经的井穴窍阴，从此顺着日时的次序，按照阳进阴退的规律，天干由甲日进入乙日，地支由戌时退到酉时，即甲日甲戌时，乙日乙酉时，作为始开井穴的时间。乙是肝经的代名词，所以乙日乙酉时就当始开肝经的井穴。但由阳经转入阴经或阴经转入阳经，相隔仅需一个时辰，故在乙日甲申时开三焦经荥水穴液门之后，到乙酉时就接开肝经的井穴大敦。

丁亥时荥少府心

距乙酉时之后的两个时辰就是丁亥时，本日的井穴是肝经大敦。井穴之后就应接开荥穴，丁火是代表心经，心经的荥穴是少府，所以说"丁亥时荥少府心"。

己丑太白太冲穴

乙日丁亥时之后，相隔两个时辰就转入了丙日己丑时。己土是代表脾经，荥穴之后应开俞穴，所以在己丑时就接开脾经的俞穴太白。但无论阳经或阴经，每当开俞穴的时间，也必定是本日主经的原穴返本还原的时间。阴经无原穴，即以本日主经的俞穴相代。因为本日的流注是从肝经的井穴大敦开始，肝经即是本日的主经，肝经的俞穴是太冲，这时当返本还原，所以在己丑时之中，太白、太冲两穴同开。

辛卯经渠是肺经

丙日己丑时开俞穴之后，相隔两个时辰是辛卯时，顺序当接开经穴，辛是代表肺经，肺经的经穴是经渠，所以说"辛卯经渠是肺经"。

癸巳肾宫阴谷合

在辛卯时已开经穴之后，相隔两个时辰，到癸巳时，应接开合穴。癸水是代表肾经，肾经的合穴是阴谷，故在丙日癸巳时，就当接开阴谷穴。

乙未劳宫荥火穴

劳宫是心包经的荥穴，属于丁火，心包经原来是并不分配于十干之内，所有各穴，亦如三焦经一样，附属于本日的主经之后，作为母子相生穴。本日的主经是肝经，肝属乙木，木能生火，所以在丙日乙未时，取心包经的荥火穴劳宫，血纳包络，作为肝经的母子相生穴（表5-2）。

表5-2　肝经属乙木，乙日乙酉时始开井穴

日	时	经别	流注	穴别	五行	穴名	附注
乙	乙酉	肝	出	井	木	大敦	
	丁亥	心	流	荥	火	少府	
丙	己丑	脾	注	俞	土	太白	过肝原，返本还原
		肝	过	原		太冲	
	辛卯	肺	行	经	金	经渠	
	癸巳	肾	入	合	水	阴谷	
	乙未	心包	纳	荥	火	劳宫	木生火，母子相生

丙日申时少泽当

每一经首开井穴的时间，必是当日当时的天干和该经所代表的天干相同。而由阳经转入阴经，相隔亦仅需一个时辰。继丙日乙未时曾开劳宫穴之后，相隔两小时，就是丙日的丙申时。不但日时的天干相同，都属于丙火，且在上一日乙日所开的井穴，是从酉时开始，阳进阴退，丙日的井穴，应从申时开始。丙火是小肠经的代名词，所以在丙日丙申时，也就是小肠经的井穴少泽开穴的时候。

戊戌内庭治胀康

丙日丙申时，已开小肠经的井穴之后，相隔两个时辰就是戊戌时，当接开荥穴。戊土是胃经的代名词，胃经的荥穴是内庭，内庭能治胀病，正如《通玄赋》所说"腹膨而胀，夺内庭兮休迟"，所以称为"戊戌内庭治胀康"。

庚子时在三间俞，本原腕骨可祛黄

继丙日戊戌时之后，相隔两个时辰就是丁日的庚子时。前穴所开的是荥穴，这时当开俞穴。庚金属于大肠经，大肠经的俞穴是三间，即所谓"庚子时在三间俞"。但每当开俞穴的时候，也必是本日主经返本还原的时候。本日承接着前穴之后，以小肠经作为主经，所以在丁日庚子时，既开大肠经的俞穴三间，同时也开小肠经的原穴腕骨。腕骨能治疗黄疸，据《通玄赋》所说"华佗言斯，固知腕骨祛黄"，又据《玉龙赋》说"脾虚黄疸，腕骨中脘何疑"，就是"本原腕骨可祛黄"的意思。本原是指返本还原。

壬寅经火昆仑上

昆仑是膀胱经的经穴，在井、荥、俞、经、合的五门之中，凡阳经的经穴，配合五行，都是属于丙火，称为经火。丁日壬寅时，继庚子时所开俞穴原穴之后，顺序当开经穴。壬寅时的壬水，是膀胱经的代名词，所以这时候，就开膀胱经的经穴昆仑，而称为"壬寅经火昆仑上"。

甲辰阳陵泉合长

阳陵泉是胆经的合穴，甲辰时的甲木，是胆经的代名词。"甲辰阳陵泉合长"的意思就是在丁日甲辰时，承接着前穴，应取胆经的合穴阳陵泉。

丙午时受三焦木，中渚之中仔细详

每当阳经的合穴开后，相隔两个时辰，必定是三焦经和本日的主经母子相生的时间；本日的主经是小肠经属于丙火，母子相生就是用木生火。三焦经的俞穴中渚属于甲木，所以在丁日的丙午时当开中渚穴，即所谓"丙午时受三焦木，中渚之中仔细详"（表5-3）。

丁日未时心少冲

丁日丁未时，日时两干都属于丁火，是由阳经阳穴转入阴经阴穴，始开井穴的时候。丁火是心经的代名词，心经的井穴是少冲，所以继丁日丙午时开中渚穴之后，在丁未时接着就开心经的少冲穴。

表5-3　小肠经属丙火，丙日丙申时始开井穴

日	时	经 别	流 注	穴 别	五 行	穴 名	附 注
丙	丙申	小肠	出	井	金	少泽	
	戊戌	胃	流	荥	水	内庭	
丁	庚子	大肠	注	俞	木	三间	过小肠原，返本还原
		小肠	过	原		腕骨	
	壬寅	膀胱	行	经	火	昆仑	
	甲辰	胆	入	合	土	阳陵泉	
	丙午	三焦	纳	俞	木	中渚	木生火，母子相生

己酉大都脾土逢丁

未时之后，相隔两个时辰是己酉时。己属于土，也是脾经的代名词，称为脾土。前穴所开的是井穴，此时当接开荥穴，脾经的荥穴是大都，所以说"己酉大都脾土逢"。

辛亥太渊神门穴

丁日辛亥时，距己酉时开荥穴之后，已相隔两个时辰，应开俞穴。辛是代表肺经，所以当开肺经的俞穴太渊。但每逢开俞穴的时候，亦必是本日主经返本还原的时候，丁日的主经是心经，心经的俞穴是神门，故在丁日辛亥时，太渊、神门两穴同开。

癸丑复溜肾水通

丁日辛亥时之后，相隔两个时辰就转入了戊日的癸丑时。前穴所开的是俞穴，顺序在此时当接开经穴。癸丑时的癸水是肾经的代名词，肾经亦可称为肾水；肾经的经穴是复溜，所以说"癸丑复溜肾水通"。

乙卯肝经曲泉合

戊日乙卯时，继前穴所开经穴之后，当接开合穴。乙木属于肝经，肝经的合穴是曲泉，故称为"乙卯肝经曲泉合"。

丁巳包络大陵中

凡阴经的合穴已开之后，相隔两个时辰，必定是心包经与本日的主经母子相生的时候。本日虽是戊日，但仍取上一日所开井穴的心经作为主经。心经属于丁火，母子相生是火生土，所以在戊日丁巳时当开心包经的俞土穴大陵（表 5-4）。

表 5-4　心经属丁火，丁日丁未时始开井穴

日	时	经　别	流　注	穴　别	五　行	穴　名	附　注
丁	丁未	心	出	井	木	少冲	
	己酉	脾	流	荥	火	大都	
	辛亥	肺	注	俞	土	太渊	过心原，返本还原
		心	过	原		神门	
戊	癸丑	肾	行	经	金	复溜	
	乙卯	肝	入	合	水	曲泉	
	丁巳	心包	纳	俞	土	大陵	火生土，母子相生

戊日午时厉兑先

戊日的午时是戊午时，前穴在丁巳时所开的是心包经的大陵穴，母子相生穴已开之后，接着就当由阴经转入阳经，相隔仅需一个时辰，亦为阳经始开井穴的时候。本日是戊日，戊是阳土，也就是胃经的代名词；胃经的井穴是厉兑，所以在戊日的戊午时，首先所开的就是厉兑穴。

庚申荥穴二间迁

戊日戊午时始开井穴之后，相隔两个时辰，是庚申时，当开荥穴。庚金属于大肠经，大肠经的荥穴是二间，故在庚申时当取二间穴。

壬戌膀胱寻束骨，冲阳土穴必还原

继庚申时已开荥穴，相隔两个时辰之后的壬戌时，承接着当开俞穴。壬水是膀胱经的代名词，所以戊日壬戌时，可以寻取膀胱经的俞穴束骨。但开了俞穴，也正是本日主经的原穴返本还原的时候。本日是戊日，戊土代表胃经，胃经的原穴是冲阳，适于此时返本还原。所以在戊日壬戌时，束骨与冲阳两穴同开。

甲子胆经阳辅是

戊日壬戌时，并开俞穴与原穴之后，相隔两个时辰就转入了己日的甲子时，承接着当开经穴。甲木是代表胆经，所以在己日的甲子时也是胆经的经穴阳辅开穴的时候。

丙寅小海穴安然

己日丙寅时，继前开经穴之后，应开合穴。丙火是代表小肠经，故在此时针小肠经的合穴小海，能安然而奏速效。

戊辰气纳三焦脉，经穴支沟刺必瘥

在己日丙寅时，已开合穴之后，相隔两个时辰，到了戊辰时，即是本日的主经受纳三焦经的脉气，母子相生的时候。本日的主经是胃经，属于戊土，而三焦经的经穴支沟属于丙火，火能生土，得以母子相生。所以在己日戊辰时，认为针刺支沟穴有"必瘥"的疗效（表 5-5）。

己日巳时隐白始

己日的巳时是己巳时，相隔戊辰时仅一个时辰。这时已由阳经转入阴经，亦为该阴经始开井穴的时候。己土是脾经的代名词，所以在己日己巳时，始开脾经的井穴隐白。

表 5-5　胃经属戊土，戊日戊午时始开井穴

日	时	经 别	流 注	穴 别	五 行	穴 名	附 注
戊	戊午	胃	出	井	金	厉兑	
	庚申	大肠	流	荥	水	二间	
	壬戌	膀胱	注	俞	木	束骨	过胃原，返本还原
		胃	过	原		冲阳	
己	甲子	胆	行	经	火	阳辅	
	丙寅	小肠	入	合	土	小海	
	戊辰	三焦	纳	经	火	支沟	老火生土，母子相生

辛未时中鱼际取

在己巳时始开井穴之后，相隔两个时辰，到了辛未时，当接开荥穴。辛属肺经，所以在己日辛未时，应取肺经的荥穴鱼际。

癸酉太溪太白原

己日辛未时开的是荥穴。过了两个时辰之后就是癸酉时，顺序当接开俞穴。癸水是肾经的代名词，所以在此时就应开肾经的俞穴太溪。但开了俞穴，也正是本日的主经返本还原的时候。己日的主经是脾经，脾经的俞穴是太白；凡阴经都是以俞穴代表原穴的，故在己日的癸酉时太溪与太白两穴同开。

乙亥中封内踝比

己日乙亥时，继癸酉时所开俞穴之后，当开经穴。乙木是代表肝经，肝经的经穴是中封，中封的部位，在足关节之前内侧，舟骨结节部；取穴时应将足背仰举，从内踝之前下方一寸陷中，与解溪平，相隔四五分之处取之。所以说"乙亥中封内踝比"。

丁丑时合少海心

己日乙亥时，曾开经穴之后，相距两个时辰就转入了庚日的丁丑时，顺序当开合穴。丁丑时的丁火属于心经，故在此时就应开心经的合穴少海。

己卯间使包络止

庚日己卯时，承接着丁丑时，所开合穴之后应是心包经和本日的主经母子相生的时候。本日始开井穴的是脾经，脾经属于己土，土能生金，所以在己卯时，当开心包经的经金穴间使（表5-6）。

表5-6　脾经属己土，己日己巳时始开井穴

日	时	经 别	流 注	穴 别	五 行	穴 名	附 注
己	己巳	脾	出	井	木	隐白	
	辛未	肺	流	荥	火	鱼际	
	癸酉	肾	注	俞	土	太溪	过脾原，返本还原
		脾	过	原		太白	
	乙亥	肝	行	经	金	中封	
庚	丁丑	心	入	合	水	少海	
	己卯	心包	纳	经	金	间使	土生金，母子相生

庚日辰时商阳居

庚日的辰时，是庚辰时，距前穴己卯时，相隔仅一个时辰，亦是由阴经转入阳经始开井穴的时候。庚金是大肠经的代名词，大肠经的井穴是商阳，所以称为"庚日辰时商阳居"。

壬午膀胱通谷之

庚日壬午时，继庚辰时所开井穴之后，顺序当接开荥穴。壬午时的壬水是膀胱经的代名词，故在此时当开膀胱经的荥穴通谷。

甲申临泣为俞木，合谷金原返本归

庚日甲申时应开二穴，因为当壬午时已开荥穴之后，此时就应开俞穴。阳经的俞穴，配合五行都是属于甲木，称为俞木；而甲申时的甲木，是胆经的代名词，胆经的俞穴是临泣，所以说"甲申临泣为俞木"。但每当开俞穴的时候亦必定是本日的主经返本还原的时候，庚日的主经是大肠经，庚属阳经，大肠经的原穴是合谷，所以"合谷金原返本归"，也就是说，在庚日的甲申时临泣与合谷二穴同开。

丙戌小肠阳谷火

阳经的井、荥、俞、经、合，配合五行是阳井金、阳荥水、阳俞木、阳经火、阳合土。阳谷是小肠经的经穴，在五行之中也称为火穴，这就是"阳谷火"的意思。且因庚日的丙戌时，继甲申时所开俞原二穴之后，此时当开经穴，丙戌时的丙火是属于小肠经，所以在这时应开小肠经的经穴阳谷。

戊子时居三里宜

在庚日丙戌时，曾开经穴之后，相隔两个时辰，已转入辛日的戊子时，顺序当开合穴。戊土属于胃经，所以在此时宜取胃经的合穴足三里。

庚寅气纳三焦合，天井之中不用疑

从庚日的庚辰时到辛日的庚寅时，相距已有十个时辰，应是庚经所代表的大肠经受纳三焦经，母子相生的时候。大肠经属于庚金，用土来生金，就当取三焦经的合土穴，即天井穴，成为母子相生的关系（表 5-7）。

辛日卯时少商木

辛日的卯时是辛卯时，距离庚寅时仅一个时辰，亦是由阳经转入阴经，始开井穴的时候。凡阴经的井穴，配合五行都属于木，称为阴井木。由于辛金是肺经的代名词，所以在辛日的辛卯时就当始开肺经的井穴少商。

表5-7　大肠经属庚金，庚日庚辰时始开井穴

日	时	经　别	流　注	穴　别	五　行	穴　名	附　注
庚	庚辰	大肠	出	井	金	商阳	
	壬午	膀胱	流	荥	水	通谷	
	甲申	胆	注	俞	木	临泣	过大肠原，返本还原
		大肠	过	原		合谷	
	丙戌	小肠	行	经	火	阳谷	
辛	戊子	胃	入	合	土	足三里	
	庚寅	三焦	纳	合	土	天井	土生金，母子相生

癸巳然谷何须忖

辛卯时所开的是井穴，按井、荥、俞、经、合的顺序，相隔两个时辰到了癸巳时，当接开荥穴。癸水是代表肾经，所以在辛日的癸巳时也必然是肾经的荥穴然谷开穴的时候。

乙未太冲原太渊

辛日乙未时，承接着前开荥穴之后，此时当开俞穴。乙未时的乙木所代表的是肝经，故在这时候应开肝经的俞穴太冲。但开了俞穴，也正是本日的主经返本还原的时候，辛日的主经是肺经，肺经用俞穴太渊代表原穴，作为返本还原。所以在辛日的乙未时，同时开太冲、太渊二穴。

丁酉心经灵道引

辛日丁酉时，丁火是心经的代名词，顺序在俞穴之后当开经穴，因此在丁酉时所开的就是心经的经穴灵道。

己亥脾合阴陵泉

辛日己亥时,承接着丁酉时所开的经穴之后,此时当开合穴。己土属于脾经,所以在己亥时就当开脾经的合穴阴陵泉。

辛丑曲泽包络准

当辛日己亥时,开合穴之后相隔两个时辰,虽已转入壬日的辛丑时,但亦为辛金所代表的肺经与心包经母子相生的时候。肺金为母,金生水,所以在壬日辛丑时当开心包经的水穴曲泽(表 5-8)。

表 5-8 肺经属辛金,辛日辛卯时始开井穴

日	时	经 别	流 注	穴 别	五 行	穴 名	附 注
辛	辛卯	肺	出	井	木	少商	
	癸巳	肾	流	荥	火	然谷	
	乙未	肝	注	俞	土	太冲	过肺原,返本还原
		肺	过	原		太渊	
	丁酉	心	行	经	金	灵道	
	己亥	脾	入	合	水	阴陵泉	
壬	辛丑	心包	纳	合	水	曲泽	金生水,母子相生

壬日寅时起至阴

壬日的寅时是壬寅时,日时两干都属于壬水,即膀胱经的代名词。此时距辛丑时仅一个时辰,亦为由阴经转入阳经,始开井穴的时候,所以在壬寅时应开膀胱经的井穴至阴。

甲辰胆脉快溪荥

壬日甲辰时,继壬寅的所开井穴之后应开荥穴。甲辰时的甲木是胆经的代名词,所以在此时按开胆经的荥穴侠溪。

丙年小肠后溪俞，退求京骨本原寻，三焦寄有阳池穴，退本还原是嫡亲

壬日丙午时，继前时所开的荥穴之后当开俞穴。因丙火属于小肠经，所以在丙午时承接着当开小肠经的俞穴后溪，即所谓"丙午小肠后溪俞"。但每当开俞穴之时亦必定是本日主经返本还原的时候，壬日的主经是膀胱经，膀胱经的原穴是京骨，这就是"返求京骨本原寻"的意思。可是在丙午时还有一种特殊之处，即并开两穴之外，同时需兼开三焦经的原穴。因为本日的主经是壬水所代表的膀胱经，三焦经和它的关系，据《素问·灵兰秘典论篇》所说"三焦者决渎之官，水道出焉"，决是通的意思，决是指水道。也就是说三焦气治，则脉络通而水道利。三焦经既有着这样的功用，所以直接和膀胱经有着不可分离的关系，如同嫡亲一样。且十天干配合十二经，三焦经和心包经称为相火，分寄于丙、丁两干，所以丙火既代表了小肠经，也代表了三焦经。壬日丙午时，既是小肠经开俞穴后溪的时候，也是木日主经壬水所代表的膀胱经原穴京骨返本还原的时候。日时两个天干壬水、丙火，与三焦经既有着如上所述的关系，因此也就是三焦经返本还原的时候。三焦经的原穴是阳池，适当此时开穴，即所谓"三焦寄有阳池穴，返本还原是嫡亲"。故在壬日丙午时同时开后溪、京骨、阳池三穴。

戊申时注解溪胃

壬日戊申时，继丙午时所开俞原等穴之后，承接着当开经穴。戊土是胃经的代名词，所以此时应开胃经的经穴解溪。

大肠庚戌曲池真

继戊申时所开经穴之后，承接着当开合穴。庚金是大肠经的代名词，故在壬日庚戌时应开大肠经的合穴曲池。

壬子气纳三焦寄，并穴关冲一片金，关冲属金壬属水，子母相生恩义深

在壬日戌时，曾开合穴之后，相隔两个时辰已转入癸日的壬子时。如前所述，凡阳经开过合穴之后，承接着必定是本日的主经与三焦经母子相生的时候。本日的主经是膀胱经，属于壬水，金能生水，所以必须开三焦经的金穴，才能称为母子相生。任何阳经的金穴就是井穴，称为阳井金。三焦经的井金穴是关冲，故在癸日的壬子时就应开关冲穴，即所谓"关冲属金壬属水，子母相生恩义深"（表 5-9）。

表 5-9　膀胱经属壬水，壬日壬寅时始开井穴

日	时	经 别	流 注	穴 别	五 行	穴 名	附 注
壬	壬寅	膀胱	出	井	金	至阴	
	甲辰	胆	流	荥	水	侠溪	
	丙午	小肠	注	俞	木	后溪	过膀胱原，返本还原 过三焦原，返本还原
		膀胱	过	原		京骨	
		三焦	过	原		阳池	
	戊申	胃	行	经	火	解溪	
	庚戌	大肠	入	合	土	曲池	
癸	壬子	三焦	纳	井	金	关冲	金生水，母子相生

癸日亥时井涌泉

癸日的亥时是癸亥时，距离壬子时所开关冲穴之后，相隔已有十一个时辰，和平日阳经转入阴经仅相隔一个时辰的情况大有不同。因为子午流注的法则原是以十天干来记录、分别一旬中的日时，从甲日开始到癸日，再从癸日到甲日，如环无端地周转着。甲是阳干的第一数，阳数始于一，终于九，按十天干的顺序，壬是第九数，壬水也是代表着膀胱经，所以流注开穴从甲日起前后已经过了九日。从最后的一个阳干壬日到癸日，即从膀胱经转入肾经，仅在这一日规定要增加十个时辰，以表示由阳数的终极再转入阴干有着一种特殊的不同。所以癸水虽是十天干之末，按五行生成

数，却是称为天一所生之水。癸水既属于天一，以初始的阴干，去配终极的阴支，天一癸水，就当配合地支最后的一个时辰亥时，这等于阳干始于甲木，必须配合最后一个阳时戌时，作为始开井穴的时间一样。而且十天干的周转，按阳进阴退的规律，如从癸日的亥时开始，接着天干进入甲木，地支退到戌时，再接着天干进入乙木，地支退到酉时，以下丙丁戊己等日，都仿此天干进而地支退的法则，和甲日戌时开窍阴，乙日酉时开大敦，丙日申时开少泽等的顺序，适相符合，而可以前后承接着延续不绝。癸水是肾经的代名词，肾经的井穴是涌泉，所以在癸日癸亥时就当开涌泉穴。

乙丑行间穴必然

继癸日癸亥时，开井穴之后，相隔两个时辰已转入甲日的乙丑时，按顺序必开荥穴。乙木是代表肝经，所以在此时当开肝经的荥穴行间。

丁卯俞穴神门是，本寻肾水太溪原，包络大陵原并过

甲日丁卯时，继前开荥穴之后，承接当开俞穴。丁火是代表心经，就当开心经的俞穴神门，但开俞穴的时候，必是本日的主经返本还原的时候。本日始开井穴的是癸水所代表的肾经，阴经以俞穴代表原穴，故在同时也兼开肾经的俞穴太溪。但这时还要兼开心包经的俞穴大陵，因为心包经称为心主之脉，配合五行亦属于丁火，称为相火，所以在心经开俞穴神门的时候，心包经的脉气经过，以原穴代俞穴，它的俞穴大陵也随之返本还原，因之在甲日的丁卯时同时开神门、太溪、大陵三个俞穴。

己巳商丘内踝边

甲日己巳时，承接前开俞穴之后，应开经穴。己土属于脾经，脾经的经穴是商丘，部位在内踝之前下部，前胫骨筋腱之内侧，所以说"己巳商丘内踝边"。

辛未肺经合尺泽

继己巳时所开经穴之后，辛未时当开合穴。辛是肺经的代名词，肺经的合穴是尺泽，所以说"辛未肺经合尺泽"。

癸酉中冲包络连

前两个时辰所开的是合穴，到了癸酉时是本日的主经和心包经母子相生的时候。本日的主经是肾经，属于癸水，水能生木，所以当开心包经的井木穴中冲（表 5–10）。

表 5–10　肾经属癸水，癸亥时始开井穴

日	时	经 别	流 注	穴 别	五 行	穴 名	附 注
癸	癸亥	肾	出	井	木	涌泉	
甲	乙丑	肝	流	荥	火	行间	
	丁卯	心	注	俞	土	神门	过肾原，返本还原 过心包原，返本还原
		肾	过	原		太溪	
		心包	过	原		大陵	
	己巳	脾	行	经	金	商丘	
	辛未	肺	入	合	水	尺泽	
	癸酉	心包	纳	井	木	中冲	水生木，母子相生

子午截时安定穴，留传后学莫忘言

综上所述十日中，逐日按时定穴法，亦是子午流注计算日时开穴的法则。古人重视此种针灸疗法，认为每一个时辰所开的穴位不同，每穴所主治的病证也是不同，若能辨证定穴，按时施治，可以有显著的疗效，所以不但编写了简明的歌诀，而且更是郑重地说："留传后学莫忘言。"

第二节　子午流注环周图的统一性

徐氏《子午流注逐日按时定穴歌》，说明了六十六穴分在十日中开穴的时间，表面上看来虽很错综复杂，其实每一日的日时和经穴的配合都是有着一定的法则。

所谓按时开穴，如同潮汛每日的涨落有着一定的时间一样。例如：阴历每月的初一和十六在子夜零时及中午十二时半是高潮涨足的时间，相隔六小时一刻钟是低潮落平的时间；此后涨落的时间，逐日延迟三刻钟，其中也有几日延迟到一小时，每月都是按此同样的时间涨退而不会变更的。以此为例，可见子午流注需着重于时间的条件。古人长期观察了自然界种种周期性的现象及人体对外界各种变化的反应活动的关系，因而将每一日开穴的时间总结出了一定的顺序，这也是自然界与机体内部环境"节律同化"的象征。所以子午流注的计算逐日取穴，其顺序是有条不紊的，如环一样周转着。兹依据徐氏歌诀的内容制作子午流注环周图两幅，如果将每一个日时和经穴的关系加以分析研究，就不难看出它们在错综复杂之中相互联系着的统一性。

从图5-1、图5-2中可以看出，每日按时开穴及每穴分配的日时都有着一定的法则，即所谓"按日起时，循经寻穴，时上有穴，穴上有时"的原意。所以十二经的流注开穴时间，迟早虽是不同，而相互联系着的关系却是一致的，归纳起来，约有如下数点以供我们进一步去发掘研究。

(1) 经穴和日时的配合皆以天干为主。十二经脏腑配合天干，腑为阳，脏为阴，阳经的井穴，必从阳日阳时开始，阴经的井穴，必从阴日阴时开始，而该经所代表的天干，亦必与所开井穴的日时的天干完全相同。例如胆经属甲木，开井穴于甲日甲戌时，肝经属乙木，开井穴于乙日乙酉时等，其余各阳经阴经都是如此。

(2) 开穴的先后和天干的顺序相同。阳经或阴经从井穴开始之后，继开各穴，阳经必在阳时，按阳干甲、丙、戊、庚、壬的顺序周转，阴经必在阴时，按阴干乙、丁、己、辛、癸的顺序周转。时辰的天干是代表某经，

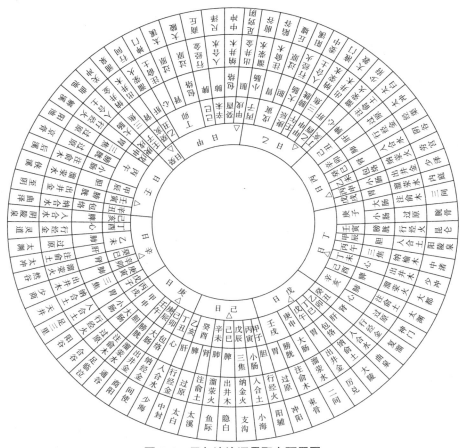

图 5-1　子午流注逐日取穴环周图

说明：图 5-1 为十二经井、荥、俞、原、经、合六十六穴在一旬中逐日按时流注开穴之时间，周而复始，如环无端，故称为环周图。图中有△者为当日始开井穴之主经，此后流注各穴，包括返本还原与母子相生穴，不问承接时间为当日或次日，均与该主经相联系

这时候所开的穴亦必是属于某经，每一日时辰干支的排列都是很有次序的，各经络开穴的先后也同样很有次序。

(3) 各经开穴都按照井、荥、俞、原、经、合的顺序。每乙日从始开井穴起，不问此后应开何经，必须按井、荥、俞、原、经、合的次序为主，去配合该时辰天干所代表的某经。例如甲日甲戌时开井穴窍阴，丙子时开荥穴前谷，戊寅时开俞穴陷谷等，其余各经也都是按此类推。

(4) 各穴均按阳进阴退的规律逐日开穴，井、荥、俞、原、经、合先

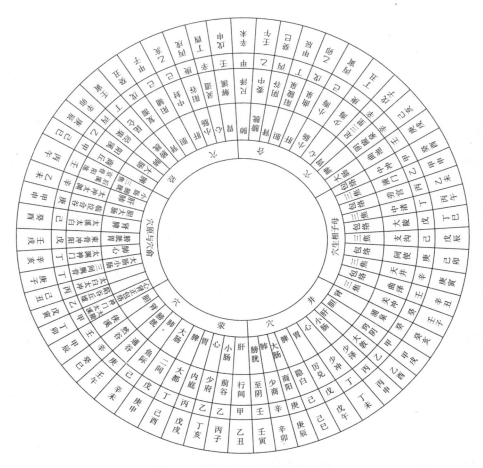

图 5-2　子午流注按穴寻时环周图

说明：图 5-2 为十二经井、荥、俞、原、经、合各穴，逐日按阳进阴退规律，分在一旬中环转开穴之时间。图中天干为日，地支为时，如井穴一项中有胆窍阴、甲、甲戌等字样，即为胆经井穴窍阴开于甲日甲戌时之意，余类推

后开穴的次序，都是按照阳进阴退的规律，即天干进一日，地支退一时，不论任何一穴都是这样。例如从甲日甲戌时始开井穴窍阴，接着第二日乙日乙酉时续开井穴大敦，丙日丙申时续开井穴少泽等；又如甲日乙丑时始开荥穴行间，接着第二日乙日丙子时续开荥穴前谷，同日丁亥时续开荥穴少府等；又如甲日丁卯时始开俞穴神门，接着第二日乙日戊寅时续开俞穴陷谷，丙日己丑时续开俞穴太白等。其他所有原、经、合各穴，

也无不照此规律，以阳进阴退的顺序，每相隔一日提早一个时，辰（图5-2）。

（5）经穴的五行配合在当日均属相同。十二经各有代表的五行，如胆肝属木，小肠和心经属火，胃脾属土，大肠和肺经属金，膀胱和肾经属水，而十二经井、荥、俞、经、合各穴也各有所代表的五行，如阳经的井穴属金，荥属水，俞属木，经属火，合属土；阴经的井穴属木，荥属火，俞属土，经属金，合属水（参见第 3 章第四节及第 4 章第一节）。经和穴各自所属的五行虽是不同，但在子午流注逐日开穴的时候，十二经所属的五行和井、荥、俞、经、合所属的五行，两者相生或相克的关系，以当日所开的经穴来说，必是相同的。例如十二经的母子穴，在第 4 章第四节中已经说过，凡是穴的五行去生经的五行，称为母穴（如小肠经的母穴是后溪，小肠经属丙火，后溪属俞木，木生火），而凡是经的五行去生穴的五行，称为子穴（如胆经的子穴阳辅，胆经属甲木，阳辅属经火，木生火）。在子午流注开穴的时间，由于当日各经穴五行生克关系必是相同的原因，所以当日的主经如果开母穴，随着各穴续开的也必是母穴。如壬日壬寅时膀胱经始开井穴即母穴至阴，接着甲辰时续开胆经的母穴侠溪，再接着丙午时续开小肠经的母穴后溪等；又如丁日丁未时心经始开井穴即母穴少冲，接着己酉时续开脾经的母穴大都，再接着辛亥时续开肺经的母穴太渊等。所以阳经从膀胱经至阴开穴起，阴经从心经少冲开穴起，在这两日之中，经穴的关系都是穴的五行去生经的五行。

至于子穴方面，也是如此，如戊日戊午时，胃经始开井穴即子穴厉兑，接着庚申时续开大肠经的子穴二间，再接着壬戌时续开膀胱经的子穴束骨等；又如癸日癸亥时，肾经始开井穴即子穴涌泉，接着乙丑时续开肝经的子穴行间，再接着丁卯时续开心经的子穴神门等。所以阳经从胃经厉兑开穴起，阴经从肾经涌泉开穴起，在这两日之中，经穴的关系都是经的五行去生穴的五行。

上述是经穴五行相生在当日都是相同的例子，相反的，经和穴五行相克的关系，以当日始开井穴的主经为标准，随着各经穴五行的关系也都相同。例如甲日甲戌时始开胆经的井穴窍阴，胆经属木，阳经的井穴属金，经属木，穴属金，五行的关系就是金克木；接着丙子时所开小肠经荥穴前谷，小肠经属火，阳经的荥穴属水，经属火，穴属水，水克火；再接着戊寅时开胃经俞穴陷谷，胃经属土，阳经的俞穴属木，经属土，穴属木，木克土等。又如己日己巳时，始开脾经的井穴隐白，脾经属土，阴经的井穴属木，经属土，穴属木，木克土；接着辛未时续开肺经的荥穴鱼际，肺经属金，阴经的荥穴属火，经属金，穴属火，火克金；再接着癸酉时续开肾经的俞穴太溪，肾经属水，阴经的俞穴属上，经属水，穴属土，土克水等。所以阳经从胆经窍阴开穴起，阴经从脾经隐白开穴起，在这两日之中都是穴的五行去克经的五行。

另一方面，经的五行去克穴的五行，在一日中所开的经穴中也都是承接着相同的。例如丙日丙申时，始开小肠经的井金穴少泽，小肠经属火，少泽属金，火克金；接着戊戌时续开胃经荥水穴内庭，胃经属土，内庭属水，土克水；再接着庚子时续开大肠经俞木穴三间，大肠经属金，三间属木，金克木等。又如辛日辛卯时，始开肺经的井木穴少商，肺经属金，少商属木，金克木；接着癸巳时续开肾经的荥火穴然谷，肾经属水，然谷属火，水克火；再接着乙未时续开肝经的俞土穴太冲，肝经属木，太冲属土，木克土等。所以阳经从小肠经少泽开穴起，阴经从肺经少商开穴起，在这两日之中，经穴五行的关系都是经的五行去克穴的五行。

在十二经和井、荥、俞、经、合各穴五行的关系中，还有一种本穴的名称。所谓本穴，就是经的五行和穴的五行是相同的意思。子午流注逐日开穴的时间，主经如开本穴，承接着所开的也都是本穴。例如庚日庚辰时，始开大肠经的井金穴商阳，大肠经属金，商阳亦属于金；接着壬午时续开膀胱经的荥水穴通谷，膀胱经属水，通谷亦属于水；再接着甲申时续开胆经的俞木穴临泣，胆经属木，临泣亦属于木等。又如乙日乙酉时，始开肝经的井木穴大敦，肝经属木，大敦亦属于木；接着丁亥时续开心经的荥火穴少府，心经属火，少府亦属于火；再接着己丑时续开脾经的俞土穴太白，脾经属土，太白亦属于土等。所以阳经从大肠经商阳开穴起，阴经从肝经大敦开穴起，在这两日之中，经和穴五行的关系都是相同的；而开穴的时间，前后也是承接着的。

从上面这许多例子中，可见子午流注虽将十二经和六十六穴交互错综地配合着开穴，但无论在哪一日，只要以井穴为主，如果当日的井穴和经络的关系其五行是相生或相克的，承接着其余荥、俞、经、合等穴和经络五行相生克的关系，也必是相同。此种生克的关系亦可表示当日十二经脉气的盛衰，如开母穴可以治该经的虚证，虚则补其母；如开子穴可以治该经的实证，实则泻其子。如穴克经的关系，补此穴加强相克可以泻该经之实，泻此穴减弱相克亦可补该经之虚，而经克穴或是本穴的关系，它的补泻的意义也都是和上述一样的。参阅图 5-1，细心体会，对于每一日所开经穴五行配合的关系都是这个相同的关键，就不难明白了。

(6) 阴阳各经交换的时间都有规定。阳穴配阳时，阴穴配阴时，在当时都是承接着相隔两个时辰开穴一次，即阳经阳穴都是顺循着子、寅、辰、午、申、戌六个阳时中先后开穴，阴经阴穴都是顺循着丑、卯、巳、未、酉、亥六个阴时中先后开穴。但阳经开了母子相生穴之后转入阴经，或阴经开了母子相生穴之后转入阳经，相隔都只是一个时辰，而且从阴经转入阳经在当时开穴的五行，必与阳经所属的五行相同，以表示同气相应的关系。例如甲日癸酉时所开的阴经的中冲穴属于井木，转入阳经的就是属于甲木的胆经始开井穴。又如丙日乙未时，所开的阴经的劳宫穴属于荥火，转入阳经的是属于丙火的小肠经始开井穴；再戊日的丁巳时所开的阴经的大陵穴属于俞土，转入阳经的就是属于戊土的胃经始开井穴等。而阳经转入阴经，阳经开穴的五行必与阴经的五行相生，以表示脉气的衔接和表里相生的关系。例如乙日甲申时所开的是阳经的荥水穴液门，与胆经甲木母子相生，而转入的阴经就是属于乙木的肝经始开井穴；又如丁日丙午时所开的是阳经的俞木穴中渚，与小肠经丙火母子相生，而转入的阴经就是属于丁火的心经始开井穴等。至于癸日壬子时所开阳经的井金穴、关冲穴之后，转入癸亥时接开属水的肾经，以金生水五行相生的关系和任何阳经转入阴经的情形是一样的，不过仅在这一日，由阳经转入阴经的距离相隔需十一个时辰，其中的原因，可参阅本章第一节"癸日亥时井涌泉"那句原文下的注释，在此不再赘述。

（7）逐日环转开穴的时间有一定的距离。井、荥、俞、经、合各穴开穴的时间，按天干的顺序，逐日从本日所开井穴到次日再开另一经的井穴，从本日所开荥穴到次日再开另一经的荥穴，从本日所开俞穴到次日再开另一经的俞穴等，相隔都是十一个时辰（参见图5-2），查对开穴的时间就比较容易。但其中还有一种经九日之后要增加十个时辰的规定。因为天干有十个，代表十日，共有一百二十个时辰，逐日由井穴到井穴，或荥穴到荥穴等，承接着相隔十一个时辰，九日是九十九个时辰，在一旬的周转中，一百二十个时辰除去九日的九十九个时辰，还余下二十一个时辰，所以从第九日到第十日的开穴时间，特殊的要增加十个时辰，相隔即需二十一个时辰。此后每经九日，相隔仍是二十一个时辰。这样不断地循环着，在图5-2中可以清楚地看出来。例如癸日癸亥时始开井穴，连续到次日都是相隔十一个时辰续开井穴，到第九日经九十九个时辰后，从壬日的壬寅时开井穴至阴，再回复到癸日的癸亥时，续开井穴涌泉，相隔需二十一个时辰。又如甲日乙丑时所开肝经的荥穴行间之后，此后九日中所开其余各经的荥穴，逐日相隔都是十一个时辰，而到了第九日，从壬日甲辰时开荥穴侠溪之后，再回复到乙丑时开肝经的荥穴行间，相隔亦是需要二十一个时辰。其他俞、经、合各穴，从前后承接九十九个时辰之后，第九日后开穴的时间也都是同样的需要二十一个时辰，而且此种九日后相隔二十一个时辰的距离，也完全按十二经的表里分别来规定的。现在为了易于对照起见，列举如下。

壬寅时开膀胱经井穴至阴，癸亥时开肾经井穴涌泉。
甲辰时开胆经荥穴侠溪，乙丑时开肝经荥穴行间。
丙午时开小肠经俞穴后溪，丁卯时开心经俞穴神门。
戊申时开胃经经穴解溪，己巳时开脾经经穴商丘。
庚戌时开大肠经合穴曲池，辛未时开肺经合穴尺泽。

壬子时开三焦经井穴关冲，癸酉时开包络经井穴中冲。

上文按十二经表里，分出每一穴在经过九日之后，回复到本穴，特殊规定了相隔需二十一个时辰，以井、荥、俞、原、经、合各穴合并计算起来，六九五十四日，也就是说，在六十日中，每旬仅有从壬日回复到甲日的这六日是相隔二十一个时辰的，除此以外，只要按着天干的顺序去计算本日到次日所开的穴位，必是相隔十一个时辰，决不会错误的。例如丁日辛亥时，辛属肺经，所开的是肺经的俞穴太渊，相隔十一个时辰，天干由辛进到壬，地支由亥退到戌，可知戌日的壬戌时，壬属膀胱经，必是开膀胱经的俞穴束骨。又如己日丙寅时，丙属小肠经，所开的是小肠经合穴小海，相隔十一个时辰，天干由丙进到丁，地支由寅退到丑，可知庚日丁丑时，丁属心经，必是开心经的合穴少海。其余任何井、荥、俞、经、合穴，都可以用这个方法去类推，因此也可以说明子午流注开穴的时间是有着一定法则的。

(8) 返本还原和母子相生穴，有一定的开穴时间。阳经开原穴必在开井穴之后的四个时辰，如胆经在甲日甲戌时开井穴窍阴，到第二日乙日戊寅时开原穴丘墟（从戌时到次日的寅时相隔八小时）。阴经以俞穴代原穴，从井穴到俞穴，相隔的时间也和阳经相同。如丁日丁未时，开心经的井穴少冲，相隔四个时辰之后，到辛亥时开俞穴神门，这也称为阴阳各经返本还原的时间。至于开母子相生穴的时间，阳经气纳三焦，阴经血纳包络，都是规定在当日主经开井穴之后的十个时辰。如甲戌时开井穴，到甲申时开母子相生穴；乙酉时开井穴，到乙未时开母子相生穴等（戌时到申时，或酉时到未时，先后距离都是十个时辰，即二十个小时）。但母子相生的关系，从五行方面说，阳经都是以经为子，以三焦经的穴位为母。如胆经属甲木，配三焦经的荥水穴液门，水生木；小肠经属丙火，配三焦经的俞木穴中渚，木生火等。阴经都以经为母，以心包经的穴位为子，如心经属于丁火，配心包经的俞土穴大陵，火生土；脾经属己土，配心包经的经金穴间使，土生金等。其余各经所开的母子相生穴，也都是照这原则配穴。

上述的几点，仅是对于子午流注的经穴和日时配合关系的概要，此外，还有许多相互联系着的内容，如十二经井、荥、俞、经、合各穴，各自从本经的井穴到荥穴、俞穴等，先后开穴时间的间隔，或以某一个相同的时辰为主，如十日中的子时，十日中的丑时等，合并起来去对照经和穴等。如果能错综反复地去计算和比较，必将发现更多值得研究的资料，而由此明白子午流注是和自然界周期性现象有着相同的意义。尤其必须指出的，因为流注开穴的时间有着一定的法则，无论是各自分开来看还是合并起来看，都是有条不紊的，所以在流注开穴的应用中，总合阴阳各日所开各穴，另有一种合穴互用的规定，即将十日干相合的两日内开穴的时间合并在一日之中，认为这样互用的取穴针治有着同样的疗效，这也是将子午流注更广泛运用的一种法则。兹按图 5-1 的内容，再制作合日互用环周图一幅（图 5-3）。

第三节　专以时辰为主的十二经流注法

子午流注以十天干代表十二经的表里，逐日的开穴时间也以十天干为主，所用的六十六穴即是按井、荥、俞、原、经、合的次序逐日按时分出了脉气的盛衰，有出、流、注、过、行、入等的不同，并有阳经阳穴必开于阳时，阴经阴穴必开于阴时的规律。但另有一种流注法与此有明显的不同，即是按十二经纳支法，专以一日中的十二个时辰为主，不论每一个时辰配合的是什么天干，也不分时辰所属的阴阳，而仅是按着一日中的时辰顺序去配合十二经气血周流的顺序，以一个时辰配合一经，取穴的范围较广（参阅第 4 章第二节）。此种按时配经的流注法，散见于古医书中的很多，例如《难经》所说："经脉行气血，通阴阳，以荣于其身者也，其始（平旦）从中焦注手太阴肺（寅），阳明大肠（卯）；阳明注足阳明胃（辰），太阴脾（巳）；太阴注手少阴心（午），太阳小肠（未）；太阳注足太阳膀

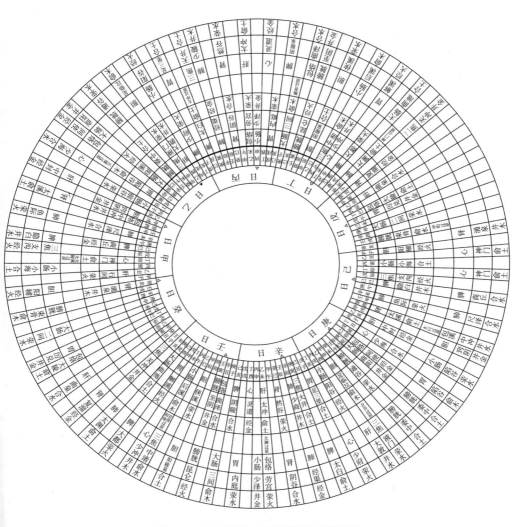

图 5-3　子午流注合日互用取六环周图

说明：图 5-3 系脱胎于子午流注逐日取穴环周图，将天干相合的两日内所开各穴合并在一日，其中除各经原穴因系随当日主经返本还原不能互用外，其余各穴都可作为合日互用。如子午流注逐日取穴环周图甲日甲戌时所开的井穴窍阴，因甲己相合，在己日的甲戌时亦可适用；又如己日的丙寅时所开的合穴小海，亦可适用于甲日丙寅时。而两日如在同一时辰内皆有开穴，亦可互用，如甲日辛未时，可取本日的尺泽，亦可取己日辛未时所开的鱼际穴，余类推。详细说明可参阅第 6 章第二节

胱（申），少阴肾（酉）；少阴注手厥阴包络（戌），少阳三焦（亥）；少阳注足少阳胆（子），厥阴肝（丑），厥阴复注于手太阴（明日寅时）；如环

无端，转相灌溉。"《医学入门》对按时流注的经穴又做了进一步的说明，兹摘录如下。

手太阴肺经：每朝寅时从中府起，循臂下行至少商止。

手阳明大肠经：卯时自少商起至迎香止。

足阳明胃经：辰时自迎香交于承泣，上行至头维，对人迎循胸腹下，至足趾厉兑止。

足太阴脾经：巳时自足阳明交于隐白，循腿腹上行，至腋下大包止。

手少阴心经：午时自大包交于极泉，循臂行至小指少冲止。

手太阳小肠经：未时自少冲交于少泽，循肘上行，至听宫止。

足太阳膀胱经：申时自听宫交于睛明，循头颈下背腰臀腿，至足至阴止。

足少阴肾经：酉时自至阴交于涌泉，循膝上行，至胸俞府止。

手厥阴心包络：戌时自俞府交于天池，从手臂下行，至中冲止。

手少阳三焦经：亥时自中冲交于关冲，循臂上行，至耳门止。

足少阳胆经：子时自耳门交于瞳子髎，循头耳侧胁下行，至足窍阴止。

足厥阴肝经：丑时自窍阴交于大敦，循膝股上行，至期门止。

以上所述的流注时间，完全以一日中的十二个时辰为主，每一个时辰配合一经，并不限定在某一时辰内应取某穴，仅是规定了某一时辰配合某经，在这个时辰内，该经自起点到终点的各穴都可以适用。例如"每朝寅时从中府起，循臂下行至少商止"，就是说在肺经所流注的寅时，从中府到少商包括肺经的十一穴都适于施行针灸。其他各时辰流注的经穴也都可按此类推。但依据这种流注时间，如配合井、荥、俞、原、经、合各穴，也另有一种取穴的原则，即认为如在寅时，是肺经的流注时间，也是肺经的脉气当盛之时，遇有肺经的实证，就宜于此时针取肺经的子穴尺泽，所谓迎而夺之，实则泻其子。可是到了卯时，肺经的脉气已过，遇有肺经的虚证，就适宜针取肺经的母穴太渊，所谓随而济之，虚则补其母（十二经母子穴的名称，详第 4 章第四节）。按照这个原则，十二经既然各分配着一个时辰，如寅属肺、卯属大肠、辰属胃等，每一经的脉气周流也就有先后盛衰的分别。所以凡是某经的实证，都在其所属的时辰内针该经的子穴；某经的虚证，就在其所属时辰之后的一个时辰针该经的母穴。此种仅按时辰用母子穴的补虚泻实法，虽是较为单纯，与子午流注需逐日配合干支开穴的繁复规定完全不同，但千百年来，一个专以时辰为主的流注法，也如子午流注一样地为医家所采用。《针灸大成》中所载《十二经病井荥俞经合补泻虚实》一文，就说明了这一点。兹依据该文，将各经母子穴补泻时间列表如下（表 5-11）。

表 5-11　十二经母子穴补泻时间表

经别	时间	泻子穴	时间	补母穴
肺	寅	尺泽	卯	太渊
大肠	卯	二间	辰	曲池
胃	辰	厉兑	巳	解溪
脾	巳	商丘	午	大都
心	午	神门	未	少冲
小肠	未	小海	申	后溪
膀胱	申	束骨	酉	至阴
肾	酉	涌泉	戌	复溜
心包	戌	大陵	亥	中冲
三焦	亥	天井	子	中渚
胆	子	阳辅	丑	侠溪
肝	丑	行间	寅	曲泉

小　结

(1) 子午流注开穴的规律，在徐文伯所撰《子午流注逐日按时定穴歌》中，已经说得条理分明。从第一个阳干甲日甲时开始，用甲干去配合最后一个阳支戌时，首开胆经的井穴窍阴，接着按阳干的顺序所代表的经络，又按照井、荥、俞、经、合的次序，每隔两个时辰相继开穴一次，在开过母子相生穴之后，接着就由阳经转入阴经。至于阴经开穴的顺序，也是这样。经母子相生穴之后，续由阴经转入阳经，往复循环，始终是按阳进阴退的规律而发展着。天干为阳，是顺序前进的，地支为阴，是挨次后退的，所以第一日从甲日戌时始开胆经的井穴，接着天干从甲进到乙，地支从戌退到酉，第二日便是乙日酉时始开乙木所代表的肝经的井穴了。然后丙日申时，丁日未时，戊日午时……以当日天干所代表的某经，即开某经的井穴，而其余荥、俞、经、合各穴，也都是逐日按照着阳进阴退的规律，循序渐进，有条不紊，因而构成了一种按时开穴的有系统法则。

(2) 子午流注的法则，确定了六十六穴开穴的时间，迟早虽各不同，但如果将每一个日时和经穴的关系加以分析归纳，其错综复杂的内容也是有着相互联系的统一性的。如经穴和日时的配合皆以天干为主，各经井穴都按照井、荥、俞、经、合的顺序和开穴的先后，又与天干的顺序相同。经与穴所属五行的生克关系，逐日以主经为标准，都是一致的，而阴阳各经规定的交换时间，也是绝无差错。所以将子午流注的每日按时开穴和每穴所分配的日时，前后对照起来，可以看出它的结构有着完整的系统。

(3) 在子午流注逐日按时取穴的针法之外，另有一种专以一个时辰配合一经的针法，取穴的范围较广，在一个时辰内，该经所属各穴都可适用。但也规定了如用十二经的母子穴，必须按照气血的盛衰，针治时间先后的不同施治，即某经所属的实证都是在其相配合的时辰内迎而夺之，针该经的子穴；如某经的虚证，就在其所属时辰之后的一个时辰随而济之，针该经的母穴。此种仅按时辰用母子穴的补虚泻实法，虽不像子午流注那样复杂，但也是为千百年来医家所采用，被认为是一种很有效果的治疗方法。

第6章 操作子午流注法的几个关键

第一节 按时取穴与定时取穴

针灸疗法主要是依其症状的性质，选取适当的穴位，用各种不同的手术去刺激神经，以疏通经络和宣导气血，从而达到症状消除的目的。子午流注针灸古法，和一般针灸疗法的意义是相同的，其特殊之处就是子午流注的取穴必须以日时为必要条件，分别规定了某日某时主开某穴，认为能够按照开穴的时间及时诊治，尤其可以获得显著的疗效。历代医家对于此种按时针治的特殊作用曾经有所阐释，例如《针灸大成》所载徐介臣所撰《论子午流注法》及《医学入门》论流注开阖、流注日时等文中所说：阳日注腑，则气先至而后血行，阴日注脏，则血先至而气后行；顺阴阳者，所以顺气血也。得时谓之开，失时谓之阖，开则乃气血生旺之时，故可辨虚实刺之，阖则非气行未至，即气行已过，则不刺。时穴开阖与疗效的关系既然是如此，要操作子午流注的针灸古法，第一个关键就必须按照日时去选取穴位，即所谓"按时取穴"和"定时取穴"的两个原则。

按时取穴，是在当日当时主开某穴的时候，及时针刺该穴，施行对症疗法。因为子午流注将十二经在每日开穴的时间，即"气血生旺之时，可以辨虚实而刺之"的最适当时机，都已分别做了总结，施术时对照按时取穴环周图，就不难明了在某个时候所开的是某穴。例如甲日辛未时，所开的是肺经的合穴尺泽，如喘病、肺结核、咯血、支气管炎等病证，都是尺泽穴的主治病证，用子午流注法，就可以在尺泽开穴的时候，及时针治这些病证。但疾病的种类繁多，发生的部位不同，症候也不同，如在开穴的时候针取主穴，再按病状的性质，去选取适于该病证配合治疗的穴位，当可获得更佳的效果。仍以尺泽穴的例子来说，如胸廓前神经痛的病证，既在尺泽开穴的时候，及时针刺了尺泽，在留针之时，又同时再选取天柱、曲垣、气户、屋翳等穴作为配穴，加强疗效。即使以后或需每日轮换去针刺大杼、肩外俞、库房、膺窗、足三里等穴配合治疗，但总的来说，只要在开始针治时先针刺当时所开的主穴尺泽，就符合了按时取穴的条件。

可是按照流注时间，在当时所开的穴位，如果当时要治疗的病证，并非是该穴的主治病证，则唯有采取定时取穴的办法，即依据按穴寻时环周图（参见图5-2），与患者约定了适宜于操作子午流注的时间，到应该选用的穴位开穴的时候，准时进行治疗。这种定时取穴法，其实也最适应于一般慢性病的治疗，因为子午流注所应用的虽仅是六十六个穴位，而在疗效方面却都是主治各病的要穴。若以各穴的镇静作用来说，如后溪、合谷、至阴、足临泣等是治头面五官疾患的主穴，少商、鱼际、内庭等是治口腔咽喉疾患的主穴，少府、阳陵泉、丘墟等是治胸腔疾患的主穴，足三里、内庭、行间等是治胃肠疾患的主穴。又如大陵、太渊等穴主治心肺疾患，太冲、丘墟、合谷等穴主治肝胆疾患，曲泉、阴陵泉等穴主治泌尿系统疾患等。几个穴位主治一些病证，其疗效在平时已为医家所公认，如果再按照流注开穴的时间去针刺这些穴位，奏效当可更速。而且六十六穴的开穴时间，以一旬为周转，在十日中必可遇到所需要的某穴开穴的时机，所以定时取穴，对于一般慢性疾患或是久病最为适宜。且随着开穴日期的先后，数日一治，针治日期的间隔问题，更可有着很自然的调节。

第二节　合日互用取穴的灵活运用

操作子午流注，对于针刺的时间方面，虽分为按时取穴与定时取穴的两种方法，可是遇有急症，适巧不是开穴的时候，或是病家等不及定时取穴，而要用子午流注的法则去取穴治疗，那又将怎么办呢？关于这个疑问，古籍《医学入门》也早做了解释："阳日阳时已过，阴日阴时已过，遇有急症奈何？曰：夫妻子母互用，必适其用为贵耳。妻闭则针其夫，夫闭则针其妻，子闭针其母，母闭针其子，必穴与病相宜，乃可针也。"这就是将流注取穴的范围较广泛地灵活运用。在当时或定时取穴之外，还有一种可以按照合日互用取穴的规定。

合日的互用取穴，所谓"妻闭针其夫，夫闭针其妻"的意思，完全以十二经所分配的天干为主。夫是代表阳经和阳日，妻是代表阴经和阴日；而阳日和阴日的配合，也完全是依据十天干相互配合的原则，即甲与己合，乙与庚合，丙与辛合，丁与壬合，戊与癸合。本来，在子午流注的逐日按时开穴之中，每日都是按当日的天干所代表的经络作为主经。例如甲为阳木，代表胆经，胆经就是甲日的主经，甲日十二个时辰的干支，从甲子时起，接着乙丑、丙寅、丁卯等，直到乙亥时，每日有十二个时辰；从甲日甲子时起，积五日经过了六十个时辰，已由甲日转到己日，所以己日一日中十二个时辰的干支也和甲日一样，都是从甲子时起，接着乙丑、丙寅、丁卯等，直到乙亥时，甲木属阳，己土属阴，甲己由阴阳的刚柔相合，也就是称为夫妻的由来。不但如此，甲日和己日两日中时辰的干支是相同的，如果将这两日中所开各穴，仅按甲子、乙丑、丙寅等时辰的顺序，将两日的穴位合并起来，则甲日和己日两日之中，就会增加许多次开穴的机会了，就是夫妻互用。例如甲日甲戌时，所开的是胆经的井穴窍阴，在当日的乙亥时原来并不开穴，但己日的乙亥时，所开的是肝经的经穴中封，由于夫妻互用的原因，所以在甲日乙亥时亦可以针刺中封穴。而且窍阴属于胆经的井金穴，中封是属于肝经的经金穴，肝与胆相为表里，两穴所分配的五行，阳井金与阴经金亦是表里相应，所以把甲己两日所开的穴位合并在一日中，其中仍是有着互相联系的统一性。同时如将乙庚、丙辛、丁壬、戊癸各日所开的穴位，也和甲己两日一样分别合并起来，其中互相联系的关系，同样也都是很完整而统一的。

这种夫妻相配的办法，《针灸大成》中也说："阳日遇阴时，阴日遇阳时，则前穴已闭，取其合穴针之。合者甲与己合，乙与庚合……"这就是甲日的阴时，如要取阴经阴穴，只要去对照己日在这个时辰内所开的是某穴，就可以针刺某穴。又如己日的阳时，如果取阳经阳穴，也只需对照甲日在这个时辰内所开的是某穴，就可以针刺某穴。照这样的阴阳互用的方式，即是"取其合穴针之"的意思。不过也有一个例外，即各阳经的原穴，原是随着当日主经返本还原的时候开穴，仅适用于当日而不能互用；各阴经以俞穴代表原穴的返本还原穴，也是同样的不能互用。这一点在选取开穴时间时，也是必须要注意的（详见第 5 章第二节图 5-3 及本节表 6-1）。

至于"子闭针其母，母闭针其子"的意思，因为将天干相合的两日中的开穴时间，虽已合并在一日互用，但其中每日仍有几个空着的时辰，并非是流注开穴时间，所以将合日夫妻穴互用之外，还可用母子穴来作为补充。所谓母子穴，原是井、荥、俞、经、合六十六穴之中的一部分，每经二穴，共有二十四穴。

在子午流注逐日按时开穴的法则之中，母子穴的开穴时间，各有迟早先后的不同；而且母穴属于阴经或阳经，子穴也必是同样属于阴经或阳经，所以母子穴互用的方式，和夫妻穴将两日合并起来互用的方式是不同的。为了适应需要，取用母子穴时，是在子午流注开穴的时间之外，用专以时辰为主的流注法，以每经配合一个时辰的规定，去选取母子穴。前面在第 5 章第三节里已经说过，十二经补泻时间，每个时辰可取母子穴各一，如寅时配合肺经，也是肺经的脉气当盛之时，可以刺前一时辰肝经的母穴曲泉；若有属于肺经的实证，实则泻其子，即可在寅时针刺肺经的子穴尺泽。但到了卯时，肺经的脉气已过，已无须针刺子穴，"子闭针其母"，在卯时就当取肺经的母穴太渊。到了辰时，已是胃经的脉气当盛之时，就不适宜再取肺经的母穴，而应该取胃经的子穴厉兑，即所谓"母闭针其子"的意思。像这样前后承接，就是将二十四个母子穴，在子午流注规定开穴的时间之外，可以按照专以时辰为主的流注法按时取穴，和合并夫妻穴的

表 6-1　子午流注逐日互用取穴表

日\时穴	甲 主穴	甲 互用穴	乙 主穴	乙 互用穴	丙 主穴	丙 互用穴	丁 主穴	丁 互用穴	戊 主穴	戊 互用穴	己 主穴	己 互用穴	庚 主穴	庚 互用穴	辛 主穴	辛 互用穴	壬 主穴	壬 互用穴	癸 主穴	癸 互用穴
子		阳辅	前谷		太白 太冲	足三里	三间 腕骨			关冲	阳辅		足三里	前谷			曲泽	三间	关冲	
丑	行间			少海			昆仑	曲泽	复溜		小海	行间	少海		天井	太白	至阴	昆仑	中冲	复溜
寅	神门 太溪 大陵	小海	陷谷 丘墟		经渠	天井	二间	至阴	尺泽*	曲泉	小海			陷谷	少商	经渠	二间	太渊*	尺泽 液门	曲泉*
卯			阳溪	间使	厉兑	少商	阳陵泉	太渊*	曲泉	曲泉	神门		间使		厉兑		侠溪	阳陵泉	劳宫	
辰	商丘	支沟	商丘	商阳	阴谷	曲池§	商丘	侠溪§	厉兑	曲泉§	支沟	商阳	商阳	阳溪	然谷	曲池§	商丘	解溪§	厉兑 中渚 阳池	曲泉§
巳	商丘	隐白	商丘	解溪§	神门	然谷	中渚	解溪§	大陵		隐白	商丘	商丘	解溪§	神门	大都§	后溪 阳池 京骨	中渚	大陵	大陵
午	神门	大都§	委中	通谷	劳宫	大都§	少冲	后溪	厉兑		神门	大都§	通谷	委中	太冲 太渊	劳宫	解溪	少冲§	支沟	厉兑
未	尺泽	鱼际	小海*	少冲§	少泽		大都		小海*	少冲§	鱼际	尺泽	小海	少冲§	灵道	少泽			小海*	少冲§
申	束骨	后溪§	液门	足临泣	内庭	灵道	大敦 神门	解溪	二间	至阴	束骨	后溪§	足临泣 合谷	大敦					天井	二间
酉	中冲	太溪§	大敦	阳谷			大敦 神门	曲池	涌泉		太溪 太白	中封	阳谷		阴陵泉	内庭	曲池	大渊	涌泉 曲泽	至阴
戌	窍阴		少府		内庭	阴陵泉			束骨 冲阳		中封			少府	阴陵泉				涌泉	束骨
亥		中封								涌泉			阳谷							
附注	甲日自甲子时至乙亥时		乙日自丙子时至丁亥时		丙日自戊子时至己亥时		丁日自庚子时至辛亥时		戊日自壬子时至癸亥时		己日自甲子时至乙亥时		庚日自丙子时至丁亥时		辛日自戊子时至己亥时		壬日自庚子时至辛亥时		癸日自壬子时至癸亥时	

说明：①表内主穴为本日所开之穴。互用穴为合日所开之穴，如甲日甲子时之阳辅穴，又属己日乙丑时所开穴，原属己日乙丑时所开之穴，又如己日乙丑之行间穴，原属甲日乙丑时所开穴，因甲日己相合，故两日同一时辰所开之穴可以互用。其余乙庚、丙辛、丁壬、戊癸各日，均系合日，亦皆可比类推。②各阳经之原穴，仅适用于当日，故不互用。②阳经之返本还原，系防当日主经过阳经之返本还原（母子穴开穴时间详见第 5 章第三节）。*代表子穴；§ 代表母穴。③表内有角标穴名，知晓按子午流注时间，故可取母子穴填充互用（母子穴开穴时间详见第 5 章第二节）。③表内有角标穴名，知晓按子午流注法所开之穴名。

意思一样，灵活运用，而称为夫妻子母互用，必适其用为贵耳（应用母子穴可参阅第5章诸表）。

总之，操作子午流注法，无论按时取穴还是定时取穴，或有不能等待约定时间治疗之急症，虽然可以灵活运用夫妻或母子穴，使一日中每一个时辰都有按时取穴进行治疗的机会，但需遵守一个原则，即操作者既需重视以时间为必要条件，同时也要注意到"必穴与病相宜，乃可针也"。

第三节　补泻手法和进针的先后问题

操作子午流注法虽是注重时间的条件，应按照流注开穴的时间去选取穴位，但在针治中要获得显著的疗效，也不是那么简单，如准确地掌握穴位和手法等都是很重要的。因为六十六穴所分布的部位，或在四肢关节之间，或在肌肉之间，或在骨隙，或在腱侧，尤其是十二经的井穴，都是在手足的指端和趾端，这些穴位的准确取用，针刺的方式和方向，进针时的程序和进针后的手法，以及配穴的多少，治疗时间的间隔等，都能影响其疗效，必须经过一定时间的实习和熟练，方能完善地掌握操作方法。关于这些问题，古今针灸书籍中已说得很多，无须逐项赘述，但在操作子午流注法中，另有必须注意的几点，兹扼要说明如下。

一、补泻迎随的应用

针灸补虚泻实的手法，古说很多。但从子午流注的方面来说，是着重于按时取穴以适应气血周流的现象，所以补虚泻实的手法，对"随而济之"和"迎而夺之"这两点更觉重要，并有顺逆旋捻的规定。这种手法，其实就是顺着十二经气血循行的方向，即手之三阴从胸走至手，手之三阳从手走至头，足之三阳从头走至足，足之三阴从足走至腹，这种走向也就是十二经的起点到终点。例如从胸至手的手三阴之一的肺经，起于胸壁前之外上部的中府穴，终于拇指桡侧的少商穴。又如从手至头的手三阳之一的大肠经，起于示指之拇侧的商阳穴，终于鼻翼根之外端的迎香穴。按照此种气血环周的情况，进针后，虚证是随而济之，顺着该经络气血的走向转针；实证是迎而夺之，逆着该经络气血的走向转针。但所谓补泻迎随，仍需要视其病证的虚实来分别针刺的先后。《灵枢·终始》说："阴盛而阳虚，先补其阳，后泻其阴而和之；阴虚而阳盛，先补其阴，后泻其阳而和之。"这意思就是说：阴经太过则阳经不及，阳经太过则阴经不及。太过是实，宜泻；不及是虚，宜补。但补泻的先后，应该先补后泻。病证属于阳虚，就当先补阳，而后泻阴以和之。如属于阴虚，就当先补阴，而后泻阳以和之。太过的即所谓邪气，虽当泻除，却还是应该以扶补正气为先。至于什么是太过和不及，或称为有余和不足，在《素问·调经论篇》中也曾说过："黄帝问曰，余闻《刺法》言，有余泻之，不足补之。何谓有余？何谓不足？"而岐伯的解答，就做了详细的说明："有余有五，不足亦有五……"这是很值得研究的。

二、针下得气的辨别

子午流注的迎随补泻，是要在认为恰当脉气循行开穴的时候及时下针；而刺激的轻重强弱，也是可以由进针后的特殊感觉提供操作者去分辨虚实的依据而决定的。《灵枢·终始》说："邪气来也紧而疾，谷气来也徐而和。脉实者深刺之，以泄其气；脉虚者浅刺之，使精气无得出，以养其脉，独出其邪气。"所谓邪气就是致人患病的致病因素，谷气（即正气）是指身体对疾病的抵抗力，在针刺时所能感觉到的。邪气之来，针下必紧而疾；谷气之来，针下必徐而和。明白了这一点，"脉实者深刺之，以泄其气"，就是用深刺强刺的手法，缓解、镇静、消炎，以泄其邪气，而促使功能正常。"脉虚者浅刺之，使精气无得出，以养其脉，独出其邪气"，就是用轻微而浅的刺激，以激动和兴奋其功能的旺盛，而达到功能的恢复。同时又据《灵枢·阴阳清浊》说："清者其气滑，浊者其气涩，此气之常也。"张氏《类经》对这几句话的解释说："此以针下之气，言清浊阴阳也。清者气滑，针利于速；浊者气涩，针利于迟……其或清中有浊，浊中有清，乃为清浊相干，当察其孰微孰甚，而酌其数而调之也。"像这样，可以由针下分辨出虚实正邪和清浊的不同，是值得在操作上细心体会的。

三、掌握正确时间

子午流注有按时开穴的规定，操作这一个针灸古法，必须掌握正确时间，这是不可忽视的。《灵枢·卫气行》说："谨候其时，病可与期……故曰：刺实者刺其来也，刺虚者刺其去也。此言气存亡之时，以候虚实而刺之。是故谨候气之所在而刺之，是谓逢时。"这充分说明针刺时掌握时间的重要性。所谓"刺实者刺其来也，刺虚者刺其去也"，原是实证要迎而夺之，虚证要随而济之的意思。可是怎样才能称为逢时？怎样才能符合谨候其时而刺之的要求？以子午流注所认为开穴的时间来说，尽可按照六十六穴先后流注开穴的时间，准时针刺。但在每一个时辰之中，实证适宜于前半个时辰进针，即所谓刺其来也；虚证适宜于后半个时辰进针，亦即所谓刺其去也；而半虚半实，有补有泻的病证，当然也就最适宜在适中的时辰内进针；这些都是应该注意的。不过一日有十二个时辰，每一个时辰包括两小时，什么时辰是在什么时间，也是需要事先熟记，才可按时不误。兹将每日从子时到亥时所分配的时间分述如下。

子时：半夜十一时至一时。　　丑时：凌晨一时至三时。

寅时：凌晨三时至五时。　　卯时：上午五时至七时。

辰时：上午七时至九时。　　巳时：上午九时至十一时。

午时：中午十一时至一时。　　未时：下午一时至三时。

申时：下午三时至五时。　　酉时：下午五时至七时。

戌时：黄昏七时至九时。　　亥时：夜间九时至十一时。

上述每个时辰在每日所配合的天干虽是不同，如甲日的子时称为甲子时，丑时称为乙丑时等，但无论配合的天干是什么，十二个时辰所分配的时间仍是固定的。各地区的时间虽也略有迟早不同，但以太阳作为时辰的标准，如午时必是中午，所以每个时辰代表的时间仍旧是一样的。能够掌握时间，及时施行子午流注的针灸法，即所谓"谨候气之所在而刺之，是谓逢时"的本意了。

四、取穴时主客的分别

《医学入门·论流注时日》中说："用穴先主而后客，用时则弃主而从宾。"所谓"主"的意思，是指当日始开井穴的主经及承接着主经所开的各穴。在治疗疾病时，首先应选取当日所开的穴位为主，即使某种疾病还要配合其他的穴位，亦要先主后客，先针本日所开的穴位，然后再针客穴。例如戊日戊午时，是开胃经井穴厉兑的时候，据《百症赋》说"梦魇不安，厉兑相谐于隐白"，如需取厉兑、隐白二穴，在这时候，就当先针主穴厉兑，后针客穴隐白。如有急症，当时适巧不是流注开穴的时候，而不得不争取时间施针，那就不必问当日当时的主经是什么，可选取互用的夫妻母子穴，也可选取其他适用于治疗病证的穴位，不须固执时日的关系。凡是适用于治疗病证的穴位，应该尽先取用，即所谓"用时则弃主而从宾"的意思。像这样灵活运用，说明古人虽是重视子午流注法的特殊疗效，但并不因此否认其他不按日时的针灸疗法的价值，这等于说，顺着潮水行舟，其速率会超过平时，但遇有急事，偏要等候顺潮始行开船，就反会误事了。

第四节　按阳历推算流注日干的简法

操作子午流注的重要条件之一，必须先要知道这一日所属的天干是什么。因为阴历每年的大小月没有固定，每个月计日的天干亦随之而不同。今日是什么天干，本年各月同一日的天干既不相同，明年的同月同日更不会相同。一般要知道当日的日干，虽可以检查历书，但如果在手头没有历书的时候，就会感到无法推算的困难，尤其是多数人只知道阳历，要每日都记住阴历的日干，更是感觉困难。可是按日取穴，是操作子午流注的一个关键，那又将怎么办呢？笔者对于这一点，曾做了相当长时间的研究，想出了用阳历推算日干的简便方法，可分为心算法和按图对照法两种。

一、心算法

研究心算法，首先必须明了阳历和日干的关系，阳历每年的大小月是一定的，即1月、3月、5月、7月、8月、10月、12月都是大月，每月三十一日；2月、4月、6月、9月、11月，都是小月，除2月只有二十八日（遇闰多一日）外，其余都是三十日。而子午流注计日所用的，仅是天干，并不需要将那一日的天干和地支都合并计算在内。天干从甲到癸只有十个，配合有着固定大小月的阳历，比较易于推算。只要知道当年的元旦是什么日干，把该日干按天干的顺序所得到的数字作为基本数字，如甲一、乙二、丙三、丁四、戊五、己六、庚七、辛八、壬九癸十，用这些基本数字逐月按日加减，就可以推算出来了。不过逐月的加减法，必须记牢一个公式，该公式可以记作一个简单的口诀，具体如下。

一四五月各减一，二六七月均加〇。

八月加一三减二，九十月中加二寻。

独有十一十二月，各加三数始分明。

上面的口诀就是说，1月、4月、5月各减一，3月减二，2月、6月、7月不加不减，8月加一，9月、10月各加二，11月和12月都加三。照这个公式去推算日干，每年都是固定的。但遇闰年，则有例外，闰年的3月到 12 月要将基本数增加一个数字。例如我们已知道 1956 年的元旦是丁卯日，按甲、乙、丙、丁的顺序，丁是第四数，四就是本年的基本数；如果要查本年 1 月 8 日是什么天干，只要将基本数的四加日数八，等于十二，再按公式 1 月减一，就等于十一。由于天干都是逢十日一个周转，所以在十一的数字中，为了计算便利，可以减去十数，剩下的一就是当日的干数。在天干的顺序中，一就是甲，这样就可以知道 1 月 8 日的日干是甲日，而同月的 18 日、28 日也必是甲日。又如：要查 2 月 15 日是什么日干，按公式 2 月是不加不减，那就可以将本年的基本数四直接加上日数十五，等于十九，除去天干的周转数，十九去了十，余数是九就是壬，可知 2 月 15 日的日干就是壬日。可是 1956 年是个闰年，如上所述，凡闰年计算 3 月到 12 月的十个月，都是要将基本数增加一。例如：要查 3 月 23 日是什么日干，先将原有基本数的四加一，等于五，五加日数二十三，等于二十八，按公式 3 月减二，即将二十八减去二，等于二十六，整数的二十可以不要，剩下的六数，按天干的顺序就是己，于是就可以知道 3 月 23 日就是己日。以下各月，都可仿此推算。为了易于明了起见，特将闰年和平年，各举一年为例，说明如下（表 6-2、表 6-3）。

表 6-2　闰年推算举例

月	日	天干	推算公式	天干
1	1	丁	4+1-1=4	丁
2	1	戊	4+1+0=5	戊
3	1	丁	5+1-2=4	丁
4	1	戊	5+1-1=5	戊
5	1	戊	5+1-1=5	戊
6	1	己	5+1+0=6	己
7	1	己	5+1+0=6	己
8	1	庚	5+1+1=7	庚
9	1	辛	5+1+2=8	辛

（续表）

月	日	天干	推算公式	天干
10	1	辛	5+1+2=8	辛
11	1	壬	5+1+3=9	壬
12	1	壬	5+1+3=9	壬

注：闰年（1956年），本年的元旦是丁日，按天干顺序，丁是第四数，故基本数为四。因闰年2月多一日，故自3月起基本数应改为五

表 6-3　平年推算举例

月	日	天干	推算公式	天干
1	1	癸	10+1-1=10	癸
2	1	甲	10+1+0=11	甲
3	1	壬	10+1-2=9	壬
4	1	癸	10+1-1=10	癸
5	1	癸	10+1-1=10	癸
6	1	甲	10+1+0=11	甲
7	1	甲	10+1+0=11	甲
8	1	乙	10+1+1=12	乙
9	1	丙	10+1+2=13	丙
10	1	丙	10+1+2=13	丙
11	1	丁	10+1+3=14	丁
12	1	丁	10+1+3=14	丁

注：平年（1957年），本年的元旦是癸日，按天干顺序，癸是第十数，故全年的基本数均为十

　　表6-2、表6-3推算公式中，第一个数是当年的基本数，第二个数所有的1都是日数，第三个数或加或减是按照上述口诀中按月固定加减的数字，第四个数字就是表示天干顺序的数字，亦是这一日的日干。计算其他各日，都可以按照这个公式，只要将表内第二个日数改为要应用的那一日的日数。例如推算1956年5月15日的日干，公式是五加十五减一等于十九，九是壬，可知此日就是壬日。又如查9月18日的日干，公式是五加

十八加二等于二十五,五是戊,可知此日就是戊日,余仿此。但必须指出,推算的公式也无须硬性规定,可以先按月加减之后,再加日数和基本数,也可以先将日数加基本数,再按月加减。总之,把年月日的数字联系起来求得一个和数,就是当日的日干。

上面所说的心算法,只要牢记本年的基本数和逐月加减的口诀,不但本年中每一日的日干都可以推算出来,而且以后任何一年的日干也可以推算出来。推算的公式每年都是一样,仅是每年的基本数各年不同,但要预知以后各年的基本数也很容易。因为地球绕太阳公转一周,需时三百六十五日五时四十八分四十六秒,所以用天干来计算日数,每年的元旦到次年的元旦,相差仅有五日,每年余下的五小时四十八分四十六秒,积四年成为一日,所以在闰年的 2 月独多一日,闰年的元旦到次年的元旦,相差六日,明白了这个差数,就可以计算逐年的基本数了。例如:1956 年的元旦是丁日,丁是天干的第四数,本年是闰年,要加六日,四加六等于十,十就是癸,可知 1957 年的元旦是癸日。十也就是这一年的基本数。此后每逢平年都是加五日,十加五等于十五,十五去十,余下的五数,就是戊,可知 1958 年的元旦是戊日。五也就是这年的基本数了。按此类推,可知 1959 年的元旦是癸日,基本数是十;1960 年的元旦是戊日,基本数是五。不过,1960 年又是闰年,到次年又需加六日,五加六是十一,一就是甲,可知 1961 年的元旦是甲日。以下就可照平年加五,闰年加六的规定,推算出历年的元旦是属于什么天干,也可以知道这一年的天干所代表的基本数是多少,由此就可以推算出全年每一日的日干了。至于要知道某一年是否闰年,只要将这一年的年数用四去除,凡是能除尽而无零数的都是闰年。举最近的几个闰年来说,如 1952 年、1956 年、1960 年、1964 年、1968 年等,都可用四来除尽,都是闰年。

二、按图对照法

按图对照法的原则,和心算法是一样的。不过心算法是随时可以推算，而按图对照是预先制成一个图，查阅日干时较为便捷省力。读者只要将下面的图仿制一个，按图对照，就可以将任何一年每天的日干很快查对出来。

下面图6-1的天干，就是一年中每一日的日干，自内至外，第一圈是1月、4月、5月，第二圈是2月、6月、7月，第三圈是3月，第四圈是8月，第五圈是9月、10月，第六圈是11月、12月。图6-2中的数字是表示每月的日数，要查对当年某月某日的日干时，只要将该图有△角的第一个数字，先对准图6-1第一圈十个天干中所属元旦的日干。例如：1956年的元旦是丁日，即将△角对准图6-1的丁字，就可知道1月1日和11日、21日、31日的日干都是丁，2日、12日、22日的日干都是戊，3日、13日、23日的日干都是己，余类推。因为第一圈的天干是代表1月、4月、5月的，所以4月、5月的日干也和1月相同，要查对4月5月的任何一个日干，在图6-1中一望可知。不过有一点必须注意，图6-2在平年，当对准元旦之后，在这一年中就不必再移动；而遇闰年时稍有例外，如1956年是闰年，闰年的2月多一日，所以要查3月以后的各日干，必须将该图的△角移转一日，如原来元旦是对准丁的，现在就要对准戊字，这样使3月以后的各日干就不会错误了。至于要查对其他各月的日干，只要明白这个月的天干是在第几圈，按图6-2的日数去查对即可。

例如：要查1956年7月7日是什么日干，7月是在第二圈，从中心的七字看下来，天干是乙，可知7月7日就是乙日。又如：要查12月15日是什么日干，12月是在第六圈，从中心的十五直对到第六圈的天干是丙，可知15日就是丙日。这样的按图对照，可以同样应用在每一年，只要当年元旦对准了第一圈的天干，就绝不会错误。如1957年的元旦是癸日，只要将中心图6-2的△角对准了图6-1的癸字，这一年是平年，所以在对准元旦之后，也不妨将图6-2固定粘贴，不移动，而这一年所有的日干就可以完全呈现在我们眼前了。随时对照，即可以知道当日是什么日干，而操作子午流注要定时取穴的时候，如需约定甲日、乙日、丙日等施行针灸，尤其可以从图中的天干很快查对出是在哪一日，因为一年中任何一日

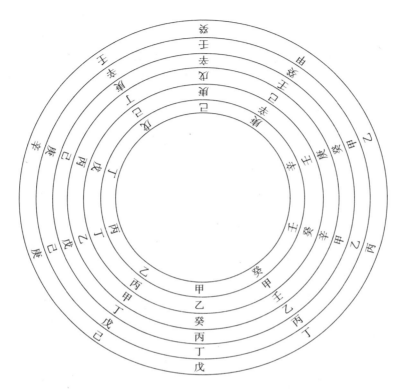

图 6–1　阳历推查日干图（一）

说明：查阅全年各月每日的日干，只要将图 6–2 置于本图中心圆圈上，将元旦对准后，就可以按某月是在某圈去查对日干，自内至外顺数第一字是第一圈，第二字是第二圈，第三字是第三圈……各月所在的各圈如下：1 月第一圈，2 月第二圈，3 月第三圈，4 月、5 月第一圈，6 月、7 月第二圈，8 月第四圈，9 月、10 月第五圈，11 月、12 月第六圈

的天干都在这个圈中了。

　　至于要将逐日的天干配合地支，而完全知道这一日的干支是什么，在计算方面比较复杂，因为十天干和十二地支相配，可以配成六十个不同的干支，不像仅是十天干周转那样单纯。而且子午流注只需知道当日的天干，是属于甲日、乙日、丙日等，所以用上述两种推算日干的简法就够应用了。如果要知道逐日干支的推算简法，在第 7 章论八脉八祛的应用时，当再做详细的说明。

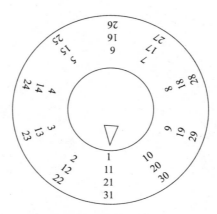

图 6-2 阳历推查日干图（二）

说明：图 6-2 要和图 6-1 的中心圆圈一样大小，照样制成后，可以放在图 6-1 的中心圆圈之上，用图钉钉住，使图 6-2 能够自由旋转。每年只要旋转一次，对准了元旦，就可以查对当年逐月的日干

第五节　六十六穴治病的经验及有效配穴

子午流注按时开穴，以及时针治为必要条件。所应用的分布于四肢的六十六穴，在临床的体验中，用这些远距离的穴位，由于肢末的诱导和反射作用，其疗效远胜于一般孔穴，也是历代医家所公认的。可是疾病有千态万变，操作子午流注针法，仅应用这六十六穴，还有不够应付之感，所以在必要时，还需要选取适于病证治疗的配穴，相辅为用。为了便于操作者参考，兹归纳《针灸集成》《针灸大成》及其他古医书的记载，将历代著名针灸家应用六十六穴治病的经验及有效配穴择要介绍如下。

一、手太阴肺经

◆ 井穴少商

【流注时间】

辛日辛卯时，丙日辛卯时亦可互用。

【治病及有效配穴集成】

《针灸大成》："少商泄诸脏热。"

《天星秘诀》："指痛挛急少商好。"

《玉龙歌》："乳蛾之症少人医，必用金针疾始除，如若少商出血后，即时安稳免灾危。"

《百症赋》："少商、曲泽，血虚、口渴同施。"

《肘后歌》："刚柔二经最乖张，口噤眼合面红妆，热血流入心肺腑，须要金针刺少商。"

《什病穴法歌》："小儿惊风少商穴。"

《类经图翼》："主治项肿喉痹，小儿乳蛾。"

久病咳：少商、天柱，灸之。

腹满：少商、阴市、足三里、曲泉、昆仑、商丘、通谷、太白、大都、隐白、陷谷、行间。

烦心喜噫：少商、陷谷、太溪。

双蛾：少商、金津、玉液。

单蛾：少商、合谷、廉泉。

喉闭：少商、合谷、尺泽、关冲、窍阴。

缠喉风：少商、合谷、风府、上星。

◆ 荥穴鱼际

【流注时间】

己日辛未时，甲日辛未时亦可互用。

【治病及有效配穴集成】

东垣曰："胃气下溜，五脏气乱，皆在于肺者，取之手太阴鱼际、足少阴俞。"

《百症赋》："喉痛兮，液门、鱼际去疗。"

身热头痛：鱼际、攒竹、大陵、神门、合谷、中渚、液门、少泽、委中、太白。

唾血内损：鱼际（泻）、尺泽（补）、间使、神门、太渊、劳宫、曲泉、太溪、然谷、太冲、肺俞、肝俞、脾俞，针灸之。

伤寒汗不出：鱼际、风池、经渠、二间。

热风瘾疹：鱼际、曲池、曲泽、神门、合谷、列缺、肺俞、内关。

目眩：鱼际、临泣、风府、风池、阳谷、中渚、液门、丝竹空。

咽干：鱼际、太渊。

◆ 俞穴太渊

【流注时间】

丁日辛亥时，壬日辛亥时亦可互用，辛日乙未时返本还原。

【治病及有效配穴集成】

《十二经治症主客原络诀》："太阴多气而少血，心胸气胀掌发热，喘咳缺盆痛莫禁，咽肿喉干身汗越，肩内前廉两乳疼，痰结膈中气如缺，所生病者何穴求，太渊偏历与君说。"

《玉龙歌》："寒痰咳嗽更兼风，列缺二穴最可攻，先把太渊一穴泻，多加艾火即收功。"

《席弘赋》："气刺两乳求太渊。""列缺头痛及偏正，重泻太渊无不应。五般肘痛寻尺泽，太渊针后却收功。"

《针灸大成》："肺虚，太渊补之。"

噫气上逆：太渊、神门。

烦闷不卧：太渊、公孙、隐白、肺俞、阴陵泉、三阴交。

胃痛：太渊、鱼际、足三里、肾俞、肺俞、胃俞。

狂言：太渊、阳溪、下廉、昆仑。

寒厥：太渊、液门。

目赤肿翳：太渊、侠溪、攒竹、风池。

上齿痛：太渊、水沟、太溪、足三里、内庭。

缺盆痛：太渊、商阳、足临泣。

◆ 经穴经渠

【流注时间】

丙日辛卯时，辛日辛卯时亦可互用。

【治病及有效配穴集成】

《千金方》："经渠主咳逆上气喘，掌中热，臂内廉痛。"

《百症赋》："热病汗不出，大都更接于经渠。"

《外台秘要》："主疟寒热，胸背痛，心痛欲呕。"

咳嗽：经渠、列缺、尺泽、足三里、昆仑、肺俞。

喉痹：经渠、颊车、合谷、少商、尺泽、阳溪、大陵、二间、前谷。

胸满：经渠、阳溪、后溪、三间、间使、阳陵泉、足三里、曲泉、足临泣。

掌中热：经渠、列缺、太渊、劳宫。

◆ 合穴尺泽

【流注时间】

甲日辛未时，己日辛未时亦可互用。

【治病及有效配穴集成】

《灵光赋》："吐血定喘补尺泽。"

《肘后歌》："鹤膝肿痛难移步，尺泽能舒筋骨疼，更有手臂拘挛急，尺泽深刺去不仁。"

《席弘赋》："五般肘痛寻尺泽。"

《通玄指要赋》："尺泽去肘疼筋紧。"

《玉龙歌》："两肘拘挛筋骨连，艰难动作欠安然，只将曲池针泻动，尺泽兼行见圣传。""筋急不开手难伸，尺泽从来要认真。"

《针灸大成》："肺实，尺泽泻之。"

咳嗽唾浊：尺泽、间使、列缺、少商。

气逆：尺泽、商丘、太白、三阴交。

腹胀：尺泽、阴市、足三里、曲泉、阴谷、阴陵泉、商丘、公孙、内庭、太溪、太白、厉兑、隐白、膈俞、肾俞、中脘、大肠俞。

风痹：尺泽、阳辅。

四肢厥：尺泽、少海、支沟、前谷、足三里、三阴交、曲泉、照海、太溪、内庭、行间、大都。

臂寒：尺泽、神门。

风痹肘挛不举：尺泽、曲池、合谷。

臂酸挛：尺泽、后溪、前谷。

心邪癫狂：尺泽、攒竹、间使、阳溪。

二、手阳明大肠经

◆ 井穴商阳

【流注时间】

庚日庚辰时，乙日庚辰时亦可互用。

【治病及有效配穴集成】

《杂病穴法歌》："两井两商二三间，手上诸风得其所。"

《百症赋》："寒疟兮，商阳太溪验。"

喘满：商阳、三间。

目生翳：商阳、肝俞、命门、瞳子髎、合谷。

缺盆痛：商阳、太渊、足临泣。

口干：商阳、尺泽、曲池、大陵、少商。

◆　荥穴二间

【流注时间】

戊日庚申时，癸日庚申时亦可互用。

【治病及有效配穴集成】

《通玄指要赋》："目昏不见，二间宜取。"

《天星秘诀》："牙痛头痛兼喉痹，先刺二间后三里。"

《席弘赋》："牙疼腰痛并喉痹，二间阳溪疾怎逃。"

《百症赋》："寒栗恶寒，二间疏通阴郄暗。"

《针灸大成》："大肠经实证二间泻之。"

鼽衄：二间、风府、迎香。

口干：二间、尺泽、曲泽、大陵、少商、商阳。

舌强：二间、哑门、少商、鱼际、中冲、阴谷、然谷。

肩背相引：二间、商阳、委中、昆仑。

大便不通：二间、承山、太白、大钟、足三里、涌泉、昆仑、照海、章门、气海。

五指拘挛：二间、前谷。

◆　俞穴三间

【流注时间】

丁日庚子时，壬日庚子时亦可互用。

【治病及有效配穴集成】

《千金方》："凡疟从手臂发者，于未发前预灸三间。"

《席弘赋》："更有三间肾俞妙，善治肩背浮风劳。"

《百症赋》："目中漠漠即寻攒竹、三间。"

喘满：三间、商阳。

脾寒：三间、中渚、液门、合谷、商丘、三阴交。

唇干饮不下：三间、少商。

嗜卧：三间、二间、百会、天井、太溪、照海、厉兑、肝俞。

◆ **原穴合谷**

【流注时间】

庚日甲申时。

【治病及有效配穴集成】

《通玄指要赋》："眼痛则合谷以推之。"

《百症赋》："天府、合谷，鼻中衄血宜追。"

《玉龙歌》："偏正头风有两般，有无痰饮细推观，若然痰饮风池刺，倘无痰饮合谷安。""头面纵有诸般证，一针合谷效如神。""无汗伤寒渴复溜，汗多宜将合谷收。"

《天星秘诀》："脾病血气先合谷。""寒疟面肿及肠鸣，先取合谷后内庭。"

《十二经治症主客原络诀》："阳明大肠侠鼻孔，面痛齿疼腮颊肿，生疾目黄口亦干，鼻流清涕及血涌，喉痹肩前痛莫当，大指次指为一统，合谷列缺取为奇，二穴针之居病总。"

《兰江赋》："更有伤寒真妙诀，三阴须要刺阳经，无汗更将合谷治，复溜穴泻好施针，倘若汗多流不绝，合谷收补效如神。"

《席弘赋》："手连肩脊痛难忍，合谷针时要太冲。""曲池两手不如意，合谷下针宜仔细。""睛明治眼未效时，合谷光明安可缺。"又："冷嗽先宜补合谷。"

《肘后歌》："百合伤寒最难医，妙法神针用意推，口噤眼合药不下，合谷一针效甚奇。""伤寒不汗合谷泻。"

胃腹膨胀气鸣：合谷、足三里、期门。

疟疾发寒热：合谷、液门、商阳。

少汗：合谷（补）、复溜（泻）。

多汗：合谷（泻）、复溜（补）。

头风眩晕：合谷、丰隆、解溪、风池。

头风牵引脑顶痛：合谷、上星、百会。

偏正头风：合谷、百会、前顶、神庭、上星、丝竹空、风池、攒竹、头维。

口眼㖞斜：合谷、颊车、水沟、列缺、太渊、二间、地仓、丝竹空。

暴喑：合谷、天鼎、间使。

大便里急后重：合谷、外关。

头项强痛：合谷、风府、承浆。

◆　经穴阳溪

【流注时间】

乙日庚辰时，庚日庚辰时亦可互用。

【治病及有效配穴集成】

《千金方》："阳溪主目赤痛。""臂腕外侧痛不举。""疟甚苦汗，咳呕沫。"

《百症赋》："肩髃阳溪，消阴中之热。"

《席弘赋》："牙疼腰痛并咽痹，二间阳溪疾怎逃。"

心邪癫狂：阳溪、攒竹、尺泽、间使。

癫病狂言：阳溪、太渊、下廉、昆仑。

癫病喜笑：阳溪、水沟、列缺、大陵。

耳鸣：阳溪、百会、听宫、听会、耳门、络却、阳谷、前谷、后溪、腕骨、中渚、液门、商阳、肾俞。

◆　合穴曲池

【流注时间】

壬日庚戌时，丁日庚戌时亦可互用。

109

【治病及有效配穴集成】

《标幽赋》："肩井曲池，甄权刺臂痛而复射。"

《百症赋》："半身不遂，阳陵远达于曲池。""发热仗少冲、曲池之津。"

《通玄指要赋》："但见两肘之拘挛，仗曲池而平扫。"

《席弘赋》："曲池两手不如意，合谷下针宜仔细。"

《肘后歌》："鹤膝肿痛难移步，尺泽能舒筋骨疼，更有一穴曲池妙。""腰背若患挛急风，曲池一寸五分攻。"

咽喉闭塞：曲池、照海、合谷。

颈肿：曲池、合谷。

肘臂手指不能屈：曲池、足三里、外关、中渚。

左痈右痪：曲池、阳谷、合谷、中渚、足三里、阳辅、昆仑。

伤寒余热不尽：曲池、足三里、合谷。

浑身水肿：曲池、合谷、足三里、内庭、行间、三阴交。

肩臂痛：曲池、肩髃、通里、手三里。

手臂冷痛：曲池、肩井、下廉。

两手拘挛，偏风瘾疹，喉痹胸胁填满，筋缓，手臂无力，皮肤枯燥：曲池（先泻后补）、肩髃、手三里。

三、足阳明胃经

◆ 井穴厉兑

【流注时间】

戊日戊午时，癸日戊午时亦可互用。

【治病及有效配穴集成】

《百症赋》："梦魇不安，厉兑相谐于隐白。"

《外台秘要》："厉兑主尸厥口噤气绝，脉动如故，其形无知，如中恶状。"

《针灸大成》："胃实，厉兑泻之。"

鼻塞：厉兑、上星、头临泣、百会、前谷、合谷、迎香。

口噤：厉兑、颊车、支沟、外关、列缺、内庭。

足胻寒：厉兑、复溜、申脉。

久疟不食：厉兑、公孙、内庭。

◆ 荥穴内庭

【流注时间】

丙日戊戌时，辛日戊戌时亦可互用。

【治病及有效配穴集成】

《千金方》："内庭主食不化，不嗜食，侠脐急。""胫痛不可屈伸。""疟不嗜食，恶寒。"

《天星秘诀》："寒疟面肿及肠鸣，先取合谷后内庭。"

《玉龙歌》："小腹胀满气攻心，内庭二穴要先针。"

《通玄指要赋》："腹膨而胀，夺内庭兮休迟。"

欠气：内庭、通里。

舌缓：内庭、太渊、合谷、冲阳、昆仑、三阴交、风府。

牙痛：内庭、曲池、少海、阳谷、阳溪、二间、液门、颊车。

伤寒汗多：内庭、复溜。

全身卒肿：内庭、曲池、合谷、三里、行间、三阴交。

◆ 俞穴陷谷

【流注时间】

乙日戊寅时，庚日戊寅时亦可互用。

【治病及有效配穴集成】

《千金方》："陷谷主腹大满，喜噫，面浮肿，咳逆不止，疟疾少气。"
"凡热病刺陷谷，足先寒，寒上至膝乃出针。"

《百症赋》："腹内肠鸣，下脘陷谷能平。"

伤寒身热：陷谷、太溪、足三里、复溜、侠溪、公孙、太白、委中、涌泉。

疟疾振寒：陷谷、上星、丘墟。

水肿：陷谷、列缺、腕骨、合谷、间使、阳陵泉、阴谷、足三里、曲泉、解溪、复溜、公孙、冲阳、厉兑、阴陵泉、胃俞、水分、神阙。

伤寒大汗不止：陷谷、曲池、太溪。

◆ 原穴冲阳

【流注时间】

戊日壬戌时。

【治病及有效配穴集成】

《天星秘诀》："足缓难行先绝骨，次寻条口及冲阳。"

《十二经治症主客原络诀》："腹（膜）心闷意凄怆，恶人恶火恶灯光，耳闻响动心中惕，鼻衄唇喎疟又伤，弃衣骤步身中热，疾多足痛与疮疡，气蛊胸腿疼难止，冲阳公孙一刺康。"

伤寒头痛：冲阳、合谷。

足不能行：冲阳、足三里、曲泉、委中、阳辅、三阴交、复溜、然谷、申脉、行间、脾俞。

振寒不食：冲阳。

◆ 经穴解溪

【流注时间】

壬日戊申时，丁日戊申时亦可互用。

【治病及有效配穴集成】

《百症赋》："惊悸怔忡，取阳交解溪而勿误。"

《玉龙歌》："脚背疼起丘墟穴，斜针出血即时轻，解溪再与商丘识，补泻行针要辨明。"

厥气冲腹：解溪、天突。

中风头痛：解溪、临泣、百会、肩井、肩髃、曲池、天井、间使、内关、合谷、风市、足三里、昆仑、照海。

大便下重：解溪、承山、太白、带脉。

腹坚大：解溪、足三里、阳陵泉、丘墟、期门、冲阳、水分、神阙、膀胱俞。

◆ 合穴足三里

【流注时间】

辛日戊子时，丙日戊子时亦可互用。

【治病及有效配穴集成】

《针灸大成》："秦祖承云，三里诸病皆治。"

华佗云："三里主五劳羸瘦，七伤虚之乏，胸中瘀血，乳痈。"

东垣曰："气在于肠胃者，取之足太阴阳明，不下者取之三里。"

《通玄指要赋》："三里却五劳之羸瘦。冷痹肾败，取足阳明之土（足三里）。"

《席弘赋》："虚喘须寻三里中。""手足上下针三里，食癖气块凭此取。""胃中有积取璇玑，三里功多人不知。""气海专能治五淋，更针三里随呼吸。""耳内蝉鸣腰欲折，膝下明存三里穴。""若针肩井须三里，不刺之时气未调。""倘若膀胱气未散，更宜三里穴中寻。"

《天星秘诀》："脚气酸疼肩井先，次寻三里阳陵泉。""耳鸣腰痛先五会，次针耳门三里内。""牙疼头痛兼喉痹，先刺二间后三里。""伤寒过经汗不出，期门三里先后看。"

《灵光赋》："治气上壅足三里。"

《百症赋》："中邪霍乱，寻阴谷三里之程。"

《玉龙歌》："寒湿脚气不可熬，先针三里后阴交。""步行艰难疾转加，太冲二穴效堪夸，更针三里中封穴，去病如同用手抓。""肝家血少目昏花，宜补肝俞力便加，更把三里频泻动，还先益血是无差。""水病之疾最难熬，满腹虚胀不肯消，先灸水分并水道，后针三里及阴交。"

伤寒腹胀：足三里、内庭。

诸般积聚：足三里、阴谷、解溪、通谷、上脘、肺俞、膈俞、脾俞、三焦俞。

腹坚大：足三里、阴陵泉、丘墟、解溪、冲阳、期门、水分、神阙、膀胱俞。

胃腹膨胀气鸣：足三里、合谷、期门。

胃弱不思饮食：足三里、三阴交。

肠鸣：足三里、陷谷、公孙、太白、章门、三阴交、水分、神阙、胃俞、三焦俞。

胁胸胀痛：足三里、公孙、太冲、三阴交。

善呕有苦水：足三里、阳陵泉。

黄疸：足三里、至阳、百劳、中脘。

食疸：足三里、神门、间使、列缺。

妇人产后二便不通：足三里、气海、关元、三阴交、阴谷。

四、足太阴脾经

◆ 井穴隐白

【流注时间】

己日己巳时，甲日己巳时亦可互用。

【治病及有效配穴集成】

《神农本草经》："隐白，妇人月事过时不止，刺之立愈。"

《百症赋》："梦魇不安，厉兑相谐于隐白。"

足寒热：隐白、足三里、委中、阳陵泉、复溜、然谷、行间、中封、大都。

鼻衄：隐白、大陵、神门、太溪。

烦闷不卧：隐白、太渊、肺俞、公孙、阴陵泉、三阴交。

◆ 荥穴大都

【流注时间】

丁日己酉时，壬日己酉时亦可互用。

【治病及有效配穴集成】

《席弘赋》："气滞腰疼不能立，横骨大都宜急救。"

《百症赋》："热病汗不出，大都更接于经渠。"

《肘后歌》："腰腿疼痛十年春，应针环跳便惺惺，大都引气探根本。"

《针灸大成》："脾虚，大都补之"。

足寒热：大都、足三里、委中、阳陵泉、复溜、然谷、行间、中封、隐白。

霍乱暴泄：大都、昆仑、期门、阴陵泉、中脘。

◆ 俞穴太白

【流注时间】

丙日己丑时，辛日己丑时亦可互用，己日癸酉时返本还原。

【治病及有效配穴集成】

《通玄指要赋》："太白宜宣通于气冲。"

《十二经治症主客原络诀》："脾经为病舌本强，呕吐翻胃痛腹肠，阴

115

气上冲噫难瘳，体重脾摇心事忘，疟生振栗兼体羸，秘结疸黄手执杖，股膝内肿厥而疼，太白丰隆取为尚。"

伤寒身热头痛：太白、攒竹、大陵、神门、合谷、鱼际、中渚、液门、少泽、委中。

便血：太白、承山、复溜、太冲。

大便不通：太白、承山、小肠俞、太溪、照海、太冲、章门、膀胱俞。

肠癖痛：太白、陷谷、大肠俞。

痢疾：太白、曲泉、太溪、太冲、脾俞、小肠俞。

◆ 经穴商丘

【流注时间】

甲日己巳时，己日己巳时亦可互用。

【治病及有效配穴集成】

《百症赋》："商丘痔瘤而最良。"

《玉龙歌》："脚背疼起丘墟穴，斜针出血即时轻，解溪再与商丘识，补泻行针要辨明。"

《胜玉歌》："脚背痛时商丘刺。"

《针灸大成》："脾实，商丘泻之。"

脾虚不便：商丘、三阴交。

脾寒：商丘、三间、中渚、液门、合谷、三阴交。

穿跟草鞋风：商丘、昆仑、丘墟、照海。

痔痛：商丘、承筋、飞扬、委中、承扶、攒竹、委阳。

◆　合穴阴陵泉

【流注时间】

辛日己亥时，丙日己亥时亦可互用。

【治病及有效配穴集成】

《天星秘诀》："如是小肠连脐痛，先刺阴陵后涌泉。"

《席弘赋》："阴陵治心胸满。"

《玉龙歌》："膝盖红肿鹤膝风，阳陵二穴亦堪攻，阴陵针透尤收效，红肿全消见异功。"

《百症赋》："阴陵、水分，去水肿之脐盈。"

《通玄指要赋》："阴陵开通于水道。"

《太乙歌》："肠中切痛阴陵调。"

霍乱：阴陵泉、承山、解溪、太白。

霍乱吐泻转筋：阴陵泉、中脘、承山、阳辅、太白、大都、中封、昆仑。

疝癖：阴陵泉、太溪、丘墟、照海。

遗尿不禁：阴陵泉、阳陵泉、大敦、曲骨。

足麻痹：阴陵泉、环跳、阳辅、太溪、至阴。

血淋：阴陵泉、关元、气冲。

脐腹痛：阴陵泉、太冲、足三里、支沟、三阴交、中脘、关元、天枢、公孙、阴谷。

五、手少阴心经

◆　井穴少冲

【流注时间】

丁日丁未时，壬日丁未时亦可互用。

【治病及有效配穴集成】

《外台秘要》："少冲主热病，烦心上气，咽喉中酸，乍寒乍热，手蜷不伸，掌痛引肘液。"

《玉龙歌》："胆寒心虚病如何，少冲二穴最功多。"

《百症赋》："发热仗少冲曲池之津。"

《千金方》："少冲主酸咽，太息烦满，少气悲惊。"

腹寒热气：少冲、商丘、太冲、行间、三阴交、隐白、阴陵泉。

风痫惊痫：少冲、风池、百会、尺泽。

◆ 荥穴少府

【流注时间】

乙日丁亥时，庚日丁亥时亦可互用。

【治病及有效配穴集成】

《外台秘要》："少府主烦满少气，悲恐畏人，臂酸，掌中热，手蜷不伸。"

《千金方》："少府主嗌中有气如息肉状。""小便不利癃。""数噫恐悸气不足。""阴痛实时挺长，寒热，阴暴痛，遗尿，偏虚则暴痒气逆，卒疝，小便不利。"

《肘后歌》："心胸有病少府泻。"

腋痛：少府、阳辅、少海、间使、丘墟、足临泣、申脉。

阴挺出：少府、太冲、照海、曲泉。

◆ 俞穴神门

【流注时间】

甲日丁卯时，己日丁卯时亦可互用，丁日辛亥时返本还原。

【治病及有效配穴集成】

《十二经治症主客原络诀》："少阴心痛并干噎，渴欲饮兮为臂厥，生病目黄口亦干，胁臂疼兮掌发热，若人欲治勿差求，专在医人心审察，惊悸呕血及怔忡，神门支正何堪缺。"

《玉龙歌》："痴呆之症不堪亲，不识尊卑枉骂人，神门独治痴呆病，转手骨开得穴真。"

《百症赋》："发狂奔走，上脘同起于神门。"

《胜玉歌》："后溪鸠尾及神门，治疗五痫立便痊。"

东垣曰："气在于心者，取之手少阴之俞神门，同精导气，以复其本位。"

《针灸大成》："心经实证，神门泻之。"

噫气：神门、太渊、少商、劳宫、太溪、陷谷、太白、大敦。

失志痴呆：神门、中冲、隐白、鸠尾、百会、后溪、大钟。

妄言妄笑：神门、内关、鸠尾、丰隆。

多梦善惊：神门、心俞、内庭。

发狂登高而歌，弃衣而走：神门、后溪、冲阳。

健忘：神门、列缺、心俞、中脘、足三里、少海、百会。

喘逆：神门、阴陵泉、昆仑、足临泣。

心脾悲恐：神门、大陵、鱼际。

呆痴：神门、少商、涌泉、心俞。

◆ 经穴灵道

【流注时间】

辛日丁酉时，丙日丁酉时亦可互用。

【治病及有效配穴集成】

《外台秘要》："灵道主臂肘挛，暴喑不能言。"

《千金方》："灵道主心痛，悲恐，相引瘛疭。"

《肘后歌》："骨寒髓冷火来烧，灵道妙穴记分明。"

失音不语：灵道、间使、支沟、鱼际、合谷、阴谷、复溜、然谷。

心烦：至阴、神门、阳溪、鱼际、腕骨、少商、解溪、公孙、太白。

心惊恐：灵道、神门、曲泽、天井、大陵、鱼际、二间、液门、中冲、百会、厉兑、通谷、巨阙、章门。

◆ 合穴少海

【流注时间】

庚日丁丑时，乙日丁丑时亦可互用。

【治病及有效配穴集成】

《千金方》："少海主气逆呼吸噫哕呕，手臂掌。"

《百症赋》："且为两臂顽麻，少海就傍于三里。"

《胜玉歌》："瘰疬少海天井边。"

《席弘赋》："心疼手颤少海间。"

伤寒寒热：少海、风池、鱼际、少冲、合谷、复溜、临泣、太白。

发狂：少海、间使、神门、合谷、后溪、复溜。

头强痛：少海、颊车、风池、肩井、后溪、前谷。

脑痛：少海、上星、风池、脑空、天柱。

龋齿：少海、阳谷、合谷、液门、二间、内庭、厉兑、太溪。

六、手太阳小肠经

◆ 井穴少泽

【流注时间】

丙日丙申时，辛日丙申时亦可互用。

【治病及有效配穴集成】

《外台秘要》："少泽主瘠疟寒热。"

《百症赋》："攀睛攻少泽肝俞之所。"

《玉龙歌》："妇人吹乳痛难消，吐血风痰稠如胶，少泽穴内明补泻。"

《灵光赋》："少泽应除心下寒。"

《杂病穴法歌》："心痛翻胃刺劳宫，寒者少泽灸手指。"

乳痛：少泽、下廉、足三里、侠溪、鱼际、委中、足临泣。

妇人无乳：少泽（补）、膻中（灸）。

咳嗽：少泽、列缺、经渠、尺泽、鱼际、前谷、足三里、解溪、昆仑。灸肺俞、膻中。

◆ 荥穴前谷

【流注时间】

乙日丙子时，庚日丙子时亦可互用。

【治病及有效配穴集成】

《类经图翼》："主治妇人产后无乳。"

《千金方》："前谷主目急痛，耳鸣，臂重痛肘挛，鼻中不利涕黄。"

癫疾：前谷、后溪、水沟、解溪、金门、申脉。

疟疾：前谷、百会、经渠。

头强痛：前谷、后溪、少海、颊车、风池、肩井。

肘臂腕痛：前谷、液门、中渚。

◆ 俞穴后溪

【流注时间】

壬日丙午时，丁日丙午时亦可互用。

【治病及有效配穴集成】

《通玄指要赋》："痫发癫狂兮，凭后溪而疗理。头项痛，拟后溪以安然。"

《肘后歌》："胁肋腿痛后溪妙。"

《玉龙歌》："时行疟疾最难禁，穴法由来未审明，若把后溪穴寻得，多加艾火即时轻。"

《胜玉歌》："后溪鸠尾及神门，治疗五痫立便痊。"

《百症赋》："后溪环跳，腿疼刺而即轻。""治疸消黄，谐后溪劳宫而看。""阴郄后溪，治盗汗之多出。"

《兰江赋》："后溪专治督脉病，癫狂此病治还轻。"

痰疟寒热：后溪、合谷。

目泪出：后溪、临泣、百会、液门、前谷、肝俞。

目生赤翳：后溪、攒竹、液门。

◆ 原穴腕骨

【流注时间】

丁日庚子时。

【治病及有效配穴集成】

《杂病穴法歌》："腰连腿疼腕骨升。"

《十二经治症主客原络诀》："小肠之病岂为良，颊肿肩疼两臂傍，项颈强疼难转侧，嗌颔肿痛甚非常，肩似拔兮臑似折，生病耳聋及目黄，臑肘臂外后廉痛，腕骨通里取为详。"

《通玄指要赋》："固知腕骨祛黄。"

《玉龙歌》："腕中无力痛艰难，握物难兮体不安，腕骨一针虽见效，莫将补泻等闲看。""脾家之症有多般，致成反胃吐食难，黄疸亦须寻腕骨，金针必定夺中腕。"

目冷泪：腕骨、睛明、临泣、风池。

小儿惊痫：腕骨。

心烦：腕骨、神门、阳溪、鱼际、少商、解溪、公孙、太白、至阴。

四肢面目水肿：腕骨、照海、水沟、合谷、足三里、曲池、中脘、脾俞、胃俞、三阴交。

酒疸：腕骨、公孙、胆俞、至阳、委中、中脘、神门、小肠俞。

◆ **经穴阳谷**

【流注时间】

庚日丙戌时，乙日丙戌时亦可互用。

【治病及有效配穴集成】

《千金方》："阳谷主自啮唇，下齿痛，喉痹咽如梗，面目痈肿，笑若狂，疟胁痛不得息。"

《百症赋》："阳谷侠溪，颔肿口噤并治。"

狂言数回顾：阳谷、液门。

狂走：阳谷、风府。

头颔肿：阳谷、腕骨、前谷、商阳、丘墟、侠溪、手三里。

风眩：阳谷、临泣、腕骨、中脘。

手指拘急：阳谷、曲池、合谷。

小儿瘈疭五指掣：阳谷、腕骨、昆仑。

胁满：阳谷、章门、腕骨、支沟、膈俞、申脉。

◆ **合穴小海**

【流注时间】

己日丙寅时，甲日丙寅时亦可互用。

【治病及有效配穴集成】

《外台秘要》："小海主寒热，齿龋痛，风眩头痛，狂易，痈肘虚背脊

123

振寒，项头引肘液，腰痛引少腹中，四肢不举。"

《千金方》："小海主癫疾，羊痫，吐舌，羊鸣戾颈。"

《针灸大成》："小肠经实证，小海泻之。"

龈痛：小海、角孙。

肘挛：小海、尺泽、肩髃、间使、大陵、后溪、鱼际。

肘腋肿：小海、尺泽、间使、大陵。

七、足太阳膀胱经

◆ 井穴至阴

【流注时间】

壬日壬寅时，丁日壬寅时亦可互用。

【治病及有效配穴集成】

《千金方》："至阴主鼻衄清涕出，腰胁相引急痛。"

《肘后歌》："面目之疾针至阴。"

《杂病穴法歌》："三里、至阴催孕妊。"

《百症赋》："至阴屋翳，疗痒疾之疼多。"

《针灸大成》："膀胱经虚证、至阴补之。"

脑昏，目赤，头旋[①]：至阴、目窗、百会、申脉、络却。

腰胁痛：至阴、环跳、太白、阳辅。

梦遗失精：至阴、曲泉、中封、太冲、膈俞、脾俞、三阴交。

---

① 头旋：头晕。

◆ 荥穴通谷

【流注时间】

庚日壬午时，乙日壬午时亦可互用。

【治病及有效配穴集成】

《千金方》："治结积留饮避囊，胸满，饮食不消，灸通谷五十壮。"

东垣曰："卫气下溜，五脏气乱，在于头取天柱、大杼，不足深取通谷、束骨。"

肠澼，胰疝，小肠痛：通谷（灸）、束骨、大肠俞。

喑不能言：通谷、合谷、涌泉、阳交、大椎、支沟。

心惊恐：通谷、曲泽、天井、灵道、神门、大陵、鱼际、二间、液门、少冲、百会、厉兑、巨阙、章门。

◆ 俞穴束骨

【流注时间】

戊日壬戌时，癸日壬戌时亦可互用。

【治病及有效配穴集成】

《类经图翼》："主治肠澼泄泻。"

《千金方》："束骨主狂易多言不休。"

《太乙歌》："兼三里刺治项强肿痛，体重腰瘫。"

《百症赋》："项强多恶风，束骨相连于天柱。"

泄泻：束骨、曲泉、阴陵泉、然谷、隐白、三焦俞。

肠澼，胰疝，小肠痛：束骨、大肠俞、通谷，负之。

◆ 原穴京骨

【流注时间】

壬日丙午时。

【治病及有效配穴集成】

《十二经治症主客原络诀》："膀胱颈病目中疼，项腰足腿痛难行，痢疟狂癫心烦热，背弓反手额眉棱，鼻衄目黄筋骨缩，脱肛痔漏腹心膨，若要除之无别法，京骨大钟任显能。"

背痛：京骨、鱼际、经渠、昆仑。

心痛引背：京骨、昆仑。不已，再针然谷、委阳。

厥心痛：京骨、昆仑。不已，再针然谷、大都、太白、太溪、行间、太冲、鱼际。

伤寒头痛太阳证：京骨、腕骨。

◆ 经穴昆仑

【流注时间】

丁日壬寅时，壬日壬寅时亦可互用。

【治病及有效配穴集成】

《通玄指要赋》："大抵脚腕痛，昆仑解愈。"

《席弘赋》："转筋目眩，针鱼腹、承山、昆仑立便消。"

《胜玉歌》："踝跟骨痛灸昆仑。"

《玉龙歌》："腿足红肿草鞋风，须把昆仑二穴攻。"

《杂病穴法歌》："腰痛环跳委中神，若连背痛昆仑试。"

《肘后歌》："脚膝经年痛不休，内外踝边用意求，穴号昆仑并吕细。"

《灵光赋》："住喘脚痛昆仑愈。"

脊内牵痛不能屈伸：昆仑、合谷、复溜。

腰脚痛：昆仑、环跳、风市、阴市、委中、承山、申脉。

脚肿：昆仑、然谷、承山、委中、下廉、腕骨、风市。

臑肿：昆仑、承山。

脚腕酸：昆仑、委中。

小儿风痫目戴上：昆仑、百会、丝竹空。

背痛连肩：昆仑、五枢、悬钟、肩井、胛缝[①]。

◆ 合穴委中

【流注时间】

乙日壬午时，庚日壬午时亦可互用。

【治病及有效配穴集成】

《类经图翼》："主治大风眉发脱落。"

《灵光赋》："五般腰痛委中安。"

《席弘赋》："委中专治腰间痛。""委中腰痛脚挛急。"

《内经》："委中主膝痛及拇指腰夹脊沉沉然，遗溺，腰重不能举，小腹坚满，体风痹髀枢痛，可出血痼疹皆愈。伤寒四肢极热，病汗不出，取其经血立愈。"

《玉龙歌》："更有委中之一穴，腰间之疾任君攻。""环跳能治腿股风，居髎二穴认真攻，委中毒血更出尽，愈见医科神圣功。"

《胜玉歌》："委中驱疗脚风缠。"

《太乙》："虚汗、盗汗补委中。"

《百症赋》："背连腰痛，白环、委中曾经。"

《针灸聚英》："霍乱上吐下利，或腹中绞痛，刺委中。"

五痔：委中、承山、飞扬、阳辅、复溜、太冲、侠溪、气海、会阴、长强。

小便五色：委中、前谷。

背痛痹：委中、鱼际。

膝脂股肿：委中、足三里、阳辅、解溪、承山。

两膝红肿疼痛：委中、膝关、足三里、阴市。

腰肿痛：委中、昆仑、太冲、通里、章门。

---

① 胛缝：经外奇穴名，出《医学纲目》。位于肩胛骨脊柱缘，当上、下角处，左右计4穴。

肾虚腰痛：委中、肩井。

腰疼难动：委中、行间、风市。

挫闪腰痛：委中、昆仑、尺泽、阳陵泉、下髎、环跳。

股膝内痛：委中、足三里、三阴交。

脚弱：委中、足三里、承山。

膀胱气：委中、委阳。

八、足少阴肾经

◆ 井穴涌泉

【流注时间】

癸日癸亥时，戊日癸亥时亦可互用。

【治病及有效配穴集成】

《扁鹊心书》："涌泉二穴，治远年脚气肿痛，脚心连胫骨痛，或下粗腿肿，沉重少力。又腿气少力，顽麻疼痛。"

《外台秘要》："涌泉主癫疾不能言。"

《针灸大成》："肾经实症，涌泉泻之。"

胸连胁痛：涌泉、期门、章门、丘墟、行间。

腰脊强痛：涌泉、腰俞、委中、小肠俞、膀胱俞。

胸痞痛：酒泉、太溪、中冲、大陵、隐白、太白、少冲、神门。

足趾尽痛：涌泉、然谷。

黄疸：涌泉、百劳、腕骨、三里、中脘、膏肓、大陵、劳宫、太溪、中封、然谷、太冲、复溜、脾俞。

◆ 荥穴然谷

【流注时间】

辛日癸巳时，丙日癸巳时亦可互用。

【治病及有效配穴集成】

《类经图翼》:"此穴主泻肾脏之热,若治伤寒宜出血。"

《通玄指要》:"然谷泻肾。"

《杂病穴法歌》:"脚若转筋眼发花,然谷承山法自古。"

《百症赋》:"脐风须然谷而易醒。"

小腹胀满痛:然谷、中封、内庭。

消渴:然谷、水沟、承浆、金津、玉液、曲池、劳宫、太冲、行间、商丘、隐白。

精溢失精:然谷、太冲、中极、大赫。

善恐心惕惕:然谷、内关、阴陵泉、侠溪、行间。

卒心痛:然谷、上脘、气海、涌泉、间使、支沟、足三里、大敦、至阳。

木肾[①]红肿痛:然谷、阑门[②]。

◆ 俞穴太溪

【流注时间】

己日癸酉时,甲日癸酉时亦可互用,甲日丁卯时返本还原。

【治病及有效配穴集成】

《百症赋》:"寒疟兮,商丘、太溪验。"

《通玄指要赋》:"牙齿痛,吕细(太溪)堪治。"

《十二经治症主客原络诀》:"脸黑嗜卧不欲粮,目不明兮发热狂,腰痛足疼步艰履,若人捕获难躲藏,心胆战兢气不足,更兼胸结与身黄,若欲除之无更法,太溪飞扬取最良。"

《玉龙歌》:"腿足红肿草鞋风,须把昆仑二穴攻,申脉太溪如再取,神医妙诀起疲癃。"

---

① 木肾:睾丸。

② 阑门:为经外奇穴名,在曲骨两旁各三寸。

《肘后歌》："脚膝经年痛不休，内外踝边用意求，穴号昆仑并吕细。"

唾血振寒：太溪、足三里、列缺、太渊。

疟癖小腹下痛：太溪、足三里、阴陵泉、曲泉、脾俞、三阴交。

阴茎痛阴汗湿：太溪、鱼际、中极、三阴交。

足腕痛：太溪、昆仑、申脉、丘墟、商丘、照海、太冲、解溪。

疝瘕痛：太溪、阴陵泉、丘墟。

小便黄赤：太溪、三阴交、肾俞、气海、膀胱俞、关元。

喘满痰实：太溪、丰隆。

◆ 经穴复溜

【流注时间】

戊日癸丑时，癸日癸丑时亦可互用。

【治病及有效配穴集成】

《太乙》："刺治腰脊闪挫疼痛，游风遍体。"

《兰江赋》："更有伤寒真妙诀，三阴须要刺阳经，无汗更将合谷补，复溜穴泻好施针。"

《肘后歌》："疟疾三日得一发，先寒后热无他语，寒多热少取复溜。"

《玉龙歌》："无汗伤寒泻复溜。"

《灵光赋》："复溜治肿如神医。"

《席弘赋》："复溜气滞便离腰。"

《杂病穴法歌》："水肿水分与复溜。"

《胜玉歌》："脚气复溜不须疑。"

《百症赋》："复溜祛舌干口燥之悲。"

《针灸大成》："肾经虚症，复溜补之。"

伤寒发狂：复溜、间使、合谷、百劳，灸之。

水肿气胀满：复溜、神阙。

臌胀：复溜、公孙、中封、太白、水分。

脊内牵痛，不能屈伸：复溜、合谷、昆仑。

足胻寒：复溜、申脉、厉兑。

乳痈：复溜、膺窗、乳根、巨虚、下廉、太冲。

◆ 合穴阴谷

【流注时间】

丙日癸巳时，辛日癸巳时亦可互用。

【治病及有效配穴集成】

《太乙歌》："利小便，消水肿，阴谷水分与三里。"

《通玄指要赋》："连脐腹痛泻足少阴之水。"

《百症赋》："中邪霍乱，寻阴谷三里之程。"

小便不通：阴谷、阴陵泉。

咳嗽痰涎：阴谷、复溜。

小便黄赤：阴谷、太溪、肾俞、气海、膀胱俞、关元。

阳痿：阴谷、阴交、然谷、中封、大敦。

血崩不止：阴谷、血海、三阴交、行间、太冲、中极。

小便淋闭：阴谷、关元、三阴交、阴陵泉、气海、太溪。

九、手厥阴心包经

◆ 井穴中冲

【流注时间】

甲日癸酉时，己日癸酉时亦可互用。

【治病及有效配穴集成】

《玉龙歌》："中风之病症非轻，中冲二穴可安宁。"

《百症赋》："廉泉中冲，舌下肿疼可取。"

《针灸大成》："心包络经虚证，中冲补之。"

痹病尸厥[①]：中冲、列缺、金门、大都、内庭、厉兑、隐白、大敦。

头痛：中冲、百会、上星、风府、风池、攒竹、丝竹空、小海、阳溪、大陵、后溪、合谷、腕骨。

◆ 荥穴劳宫

【流注时间】

丙日乙未时，辛日乙未时亦可互用。

【治病及有效配穴集成】

《通玄指要赋》："劳宫，退胃翻心痛亦何疑。"

《灵光赋》："劳宫医得身劳倦。"

《百症赋》："治疸消黄，谐后溪、劳宫而看。"

《杂病穴法歌》："心痛翻胃刺劳宫，劳宫能治五般痫。"

《玉龙歌》："劳宫穴在掌中寻，满手生疮痛不禁。"

噎食不下：劳宫、少商、太白、膈俞、公孙、足三里、心俞、胃俞、三焦俞、中脘、大肠俞。

舌齿腐：劳宫、承浆，灸之。

手热：劳宫、曲池、曲泽、内关、列缺、经渠、太渊、中冲、少冲。

◆ 俞穴大陵

【流注时间】

戊日丁巳时，癸日丁巳时亦可互用，甲日丁卯时返本还原。

【治病及有效配穴集成】

《十二经治症主客原络诀》："包络为病手挛急，臂不能伸痛如屈，胸膺

---

① 尸厥：心烦痛，饥不能食，善寒中，腹胀引而痛。

胁满腋肿平，心中淡淡面色赤，目黄喜笑不肯休，心烦心痛掌极热，良医大士细推详，大陵外关病消释。"

《胜玉歌》："心热口臭大陵驱。"

《通玄指要赋》："抑又闻心胸病，求掌后之大陵。"

《玉龙歌》："腹中疼痛亦难当，大陵外关可消详。""心胸之病大陵泻，气攻胸腹一般针。""口臭之疾最可憎，劳心只为苦多情，大陵穴内人中泻，心得清凉气自平。"

《针灸大成》："心包络经实证，大陵泻之。"

短气：大陵、尺泽。

心气痛连胁：大陵、百会、上脘、支沟、三里。

小便赤如血：大陵、关元。

目赤：大陵、目窗、合谷、液门、上星、攒竹、丝竹空。

呕血：大陵、上脘、曲泽、神门、鱼际。

伤寒胸痛：大陵、期门。

心憺憺大动[①]：大陵、三里。

◆ **经穴间使**

【流注时间】

庚日己卯时，乙日己卯时亦可互用。

【治病及有效配穴集成】

《玉龙歌》："脾家之症最可怜，有寒有热两相煎，间使二穴针泻动，热泻寒补病俱痊。"

《通玄指要赋》："疟生寒热兮，仗间使以扶持。"

《百症赋》："天鼎、间使，失音嗫嚅而休迟。"

《胜玉歌》："五疟寒多热更多，间使、大杼真妙穴。"

---

① 心憺憺大动：心悸不宁伴有空虚感。憺憺指水波微微荡漾的样子。

《肘后歌》："疟疾寒热真可畏，须知虚实可用意，间使宜透支沟中。疟疾三日得一发，先寒后热无他语，寒多热少取复溜，热多寒少用间使。"

少气：间使、神门、大陵、少冲、足三里、下廉、行间、然谷、至阴、肺俞、气海。

卒狂：间使、后溪、合谷。

疟疾热多寒少：间使、足三里。

咽中如梗：间使、三间。

九种心痛：间使、灵道、公孙、太冲、足三里、阴陵泉。

伤寒发狂：间使、百劳、合谷、复溜。

◆ 合穴曲泽

【流注时间】

壬日辛丑时，丁日辛丑时亦可互用。

【治病及有效配穴集成】

《百症赋》："少商曲泽，血虚口渴同施。"

咳嗽呕血：曲泽、神门、鱼际。

呕吐：曲泽、通里、劳宫、阳陵泉、太溪、照海、太冲、大都、隐白、通谷、胃俞、肺俞。

上喘：曲泽、大陵、神门、鱼际、三间、商阳、解溪、昆仑、膻中、肺俞。

心胸痛：曲泽、内关、大陵。

汗不出：曲泽、鱼际、少泽、上星、曲泉、复溜、昆仑、侠溪、足窍阴。

十、手少阳三焦经

◆ 井穴关冲

【流注时间】

癸日壬子时，戊日壬子时亦可互用。

【治病及有效配穴集成】

《百症赋》："哑门关冲，舌缓不语而要紧。"

《捷径》："治热病烦心，满闷汗不出，掌中大热如火，舌本痛，口干消渴，久热不去。"

《玉龙歌》："三焦热气壅上焦，口苦舌干岂易调，针刺关冲出毒血，口生津液病俱消。"

霍乱吐泻：关冲、支沟、尺泽、足三里、太白，先取太溪，后取太仓。

霍乱闷乱：关冲、三焦俞、合谷、太冲、中脘（灸脐中，建里针而灸之）。

◆ 荥穴液门

【流注时间】

乙日甲申时，庚日甲申时亦可互用。

【治病及有效配穴集成】

《外台秘要》："液门主热病汗不出，风寒热，狂疾，疟头痛，目涩暴变，耳聋鸣眩。"

《千金方》："液门主耳痛鸣聋，呼吸气短，咽中如息肉状。"

《百症赋》："喉痛兮，液门鱼际去疗。"

《玉龙歌》："手臂红肿连腕疼，液门穴内，用针明。"

目赤翳：液门、后溪、攒竹。

目翳膜：液门、合谷、足临泣、角孙、后溪、中渚、睛明。

耳鸣：液门、百会、听宫、耳门、络却、中渚、阳谷、大陵、太溪、商阳、肾俞、前谷、完骨、足临泣、偏历、合谷、金门。

舌卷：液门、二间。

◆ 俞穴中渚

【流注时间】

丁日丙午时，壬日丙午时亦可互用。

【治病及有效配穴集成】

《灵光赋》："五指不伸中渚取。"

《通玄指要赋》："脊间心后者，针中渚而立痊。"

《胜玉歌》："脾疼背痛中渚泻。"

《肘后歌》："肩背诸疾中渚下。"

《席弘赋》："久患伤寒肩背痛，但针中渚得其宜。"

《玉龙歌》："手臂红肿连腕疼，液门穴内用针明，更有一穴名中渚，多泻中间疾自轻。"

《针灸大成》："三焦经虚证，中渚补之。"

久疟：中渚、商阳、丘墟。

咽肿：中渚、太溪。

肘劳：中渚、天井、曲池、间使、阳谷、阳溪、太渊、列缺、腕骨、液门。

肘臂手指不能屈：中渚、曲池、手三里、外关。

手臂红肿：中渚、曲池、通里、手三里、液门。

耳聋：中渚、外关、口禾髎、听会、合谷、商阳、中冲。

伤寒不省人事：中渚、足三里。

◆ **原穴阳池**

【流注时间】

壬日丙午时。

【治病及有效配穴集成】

《十二经治症主客原络诀》："三焦为疾耳中聋，喉痹咽干目红肿，耳后肘疼并出汗，脊间心后痛相从，肩背风生连臂肘，大便坚闭及遗癃，前病治之何穴愈，阳池、内关法理同。"

《神农本草经》："治手腕疼无力，不能上举至头，可灸七壮。"

五指痛：阳池、外关、合谷。

伤寒头痛少阳证：阳池、丘墟、风府、风池。

手臂痛不能举动：阳池、曲池、尺泽、少海、阳溪、合谷、外关、肩髃、手三里、太渊、阳谷、前谷、液门、腕骨。

◆ **经穴支沟**

【流注时间】

己日戊辰时，甲日戊辰时亦可互用。

【治病及有效配穴集成】

《肘后歌》："疟疾寒热真可畏，须知虚实可用意，间使宜透支沟中。""飞虎（支沟）一穴通痞气，祛风引气使安宁。"

《胜玉歌》："腹疼闭结支沟穴。"

《杂病穴法歌》："大便虚闭补支沟。"

《玉龙歌》："若是胁疼；并闭结，支沟奇妙效非常。大便闭结不能通，照海分明在足中，更把支沟来泻动，方知妙穴有神功。"

喑哑：支沟、复溜、间使、合谷、鱼际、灵道、阴谷、然谷、通谷。

咳逆：支沟、前谷、大陵、曲泉、足三里、陷谷、然谷、行间、足临泣、肺俞。

心气痛连胁：支沟、百会、上脘、大陵、足三里。

大便闭塞：支沟、照海、太白。

伤寒结胸：支沟、间使、行间、阿是穴。

胁肋痛：支沟、外关、曲池。

腹痛：支沟、内关、照海、巨阙、足三里。

两肩胛痛：支沟、肩井。

伤寒胁痛：支沟、阳陵泉。

◆ 合穴天井

【流注时间】

辛日庚寅时，丙日庚寅时亦可互用。

【治病及有效配穴集成】

《神农本草经》："治咳嗽上气，风痹肘痛，可灸七壮。"

《类经图翼》："泻一切瘰疬疮肿瘾疹。"

《玉龙歌》："如今瘾疹疾多般，好手医人治亦难，天井二穴多着艾，纵生瘰疬灸皆安。"

《胜玉歌》："瘰疬少海、天井边。"

《针灸大成》："三焦经实证，天井泻之。"

风痹：天井、尺泽、少海、委中、阳辅。

心神恍惚：天井、巨阙、心俞。

胸胁痛：天井、支沟、间使、大陵、足三里、太白、丘墟、阳辅。

肩背痛：天井、手三里、肩髃、曲池、阳谷。

手臂麻木不仁：天井、曲池、外关、经渠、支沟、阳溪、腕骨、上廉、合谷。

十一、足少阳胆经

◆ 井穴窍阴

【流注时间】

甲日甲戌时，己日甲戌时亦可互用。

【治病及有效配穴集成】

《针灸大成》"窍阴主胁痛，咳逆不得息，手足烦热汗不出，转筋，痈疽，头痛，心烦喉痹，舌强口干，肘不能举。"

汗不出：足窍阴、曲泽、鱼际、少泽、上星、曲泉、复溜、昆仑、侠溪。

胁痛：足窍阴、悬钟、外关、足三里、支沟、章门、中封、阳陵泉、行间、期门、阴陵泉。

两胁痛：足窍阴、大敦、行间。

◆ 荥穴侠溪

【流注时间】

壬日甲辰时，丁日甲辰时亦可互用。

【治病及有效配穴集成】

《千金方》："侠溪主乳痈肿溃，小腹肿痛，月水不通。"

《百症赋》："阳谷侠溪，颔肿口禁并治。"

《针灸大成》："胆经虚证，侠溪补之。"

伤寒身热：侠溪、陷谷、太溪、足三里、复溜、公孙、太白、委中、涌泉。

耳重听：侠溪、耳门、风池、翳风、听会、听宫。

膝外廉痛：侠溪、阳关、阳陵泉。

◆ **俞穴临泣**

【流注时间】

庚日甲申时，乙日甲申时亦可互用。

【治病及有效配穴集成】

《杂病穴法歌》："赤眼迎香出血奇，临泣、太冲、合谷侣。""耳聋临泣与金门，合谷针后听人语。""牙风面肿颊车神，合谷、临泣泻不数。"

《玉龙歌》："两足有水临泣泻。"

乳痈：足临泣、下廉、三里、侠溪、鱼际、委中、少泽。

月经不调：足临泣、三阴交。

喘逆：足临泣、神门、阴陵泉、昆仑。

◆ **原穴丘墟**

【流注时间】

乙日戊寅时。

【治病及有效配穴集成】

《十二经治症主客原络诀》："胆经之穴何病主，胸胁肋疼足不举，面体不泽头目疼，缺盆腋肿汗如雨，颈项瘿瘤坚如铁，疟生寒热连骨髓，以上病症欲除之，须向丘墟蠡沟取。"

《胜玉歌》："踝跟骨痛灸昆仑，更有绝骨共丘墟。"

《玉龙歌》："脚背疼起丘墟穴。"

《百症赋》："转筋分金门、丘墟来治。"

《灵光赋》："髀枢疼痛泻丘墟。"

卒疝①：丘墟、大敦、阴市、照海。

_____

① 卒疝：邪客于足厥阴之络的暴痛证，同急性睾丸炎。

胸胁满引腹：丘墟、下廉、侠溪、肾俞。

脚气：丘墟、肩井、膝眼、风市、足三里、承山、太冲、行间。

髀枢[①]痛：丘墟、环跳、阳陵泉。

草鞋风：丘墟、昆仑、照海、商丘。

◆ **经穴阳辅**

【流注时间】

己日甲子时，甲日甲子时亦可互用。

【治病及有效配穴集成】

《千金方》："治诸风灸阳辅二处各七壮。"

《类经图翼》"木有余者宜泻临泣，或兼阳辅使火虚而木自平。"

《针灸大成》："胆经实证，阳辅泻之。"

逆厥：阳辅、足临泣、章门，如脉绝灸间使或针复溜。

腋下肿：阳辅、丘墟、足临泣。

足挛：阳辅、肾俞、阳陵泉、悬钟。

腋肿马刀疡：阳辅、太冲。

◆ **合穴阳陵泉**

【流注时间】

丁日甲辰时，壬日甲辰时亦可互用。

【治病及有效配穴集成】

《天星秘诀》："脚气酸痛肩井先，次寻三里、阳陵泉。冷风湿痹针何处，先取环跳次阳陵泉。"

《席弘赋》："最是阳陵泉一穴，膝间疼痛用针烧。脚痛膝肿针三里，悬钟二陵三阴交。"

---

① 髀枢：髀骨外侧的凹陷部分，也称髀臼。

《杂病穴法歌》："二陵二跷与二交，头项手足互相与……胁痛只须阳陵泉……脚连胁腋痛难当，环跳、阳陵泉内杵。冷风湿痹针环跳，阳陵泉、三里烧针尾……热秘气秘先长强，大敦、阳陵泉堪调护。"

《百症赋》："半身不遂，阳陵远达于曲池。"

《玉龙歌》："膝盖红肿鹤膝风，阳陵二穴亦堪攻。"

腿膝酸肿：阳陵泉、环跳、丘墟。

脚膝痛：阳陵泉、委中、足三里、曲泉、风市、昆仑、解溪。

足寒热：阳陵泉、足三里、委中、复溜、然谷、行间、中封、大都、隐白。

脚膝挛痛：阳陵泉、风市、曲泉、昆仑。

髀痛胫酸：阳陵泉、悬钟、中封、足临泣、足三里、阳辅。

十二、足厥阴肝经

◆ 井穴大敦

【流注时间】

乙日乙酉时，庚日乙酉时亦可互用。

【治病及有效配穴集成】

《灵光赋》："大敦二穴主偏坠。"

《杂病穴法歌》："七疝大敦与太冲。""热秘气秘先长强，大敦阳陵堪调护。"

《天星秘诀》："小腹气痛先长强，后刺大敦不用忙。"

《百症赋》："大敦、照海，患寒疝而善蠲。"

《席弘赋》："大便闭塞大敦烧。"

《玉龙歌》："七般疝气取大……肾强疝气发甚频，气上攻心似死人，关元兼刺大敦穴，此法亲传始得真。"

阴疝 [①]：大敦、太冲。

阴茎痛：大敦、阴陵泉、曲泉、行间、太冲、阴谷、三阴交、太溪、肾俞、中极。

癃闭：大敦、照海、委阳、大钟、行间、委中、阳陵泉、石门。

石淋：大敦、关元、气海。

木肾，红肿如升大，不痛：大敦、三阴交。

◆ 荥穴行间

【流注时间】

甲日乙丑时，己日乙丑时亦可互用。

【治病及有效配穴集成】

《千金方》："治老人小儿大便失禁。"

《杂病穴法歌》："腰连脚痛怎生医，环跳、行间与风市。"

《通玄指要赋》："行间治膝肿目疾。"

《百症赋》："观其雀目肝气，睛明、行间而细推；行间、涌泉，去消渴之肾竭。"

《针灸大成》："肝经实证，行间泻之。"

胸连胁痛：行间、大敦、丘墟、涌泉。

挫闪腰疼胁肋痛：行间、尺泽、曲池、合谷、手三里、阴陵泉、阴交、足三里。

腰疼难动：行间、风市、委中。

经脉过多 [②]：行间、通里、三阴交。

茎中痛：行间（灸）、中极、太溪、三阴交、复溜。

胁引胸痛不可忍：行间、期门、章门、丘墟、涌泉、支沟、胆俞。

---

① 阴疝：睾丸疝气。

② 经脉过多：疑为经水过多。

◆ **俞穴太冲**

【流注时间】

辛日乙未时，丙日乙未时亦可互用，丙日己丑时返本还原。

【治病及有效配穴集成】

《杂病穴法歌》："鼻寒鼻痔及鼻渊，合谷太冲随手取。手指连肩相引痛，合谷太冲能救苦。"

《肘后歌》："股膝肿起泻太冲。"

《胜玉歌》："若人行步苦艰难，中封太冲针便痊。"

《十二经治症主客原络诀》："气少血多肝之经，丈夫溃疝苦腰痛，妇人腹膨小腹肿，甚则咽干面脱尘，所生病者胸满呕，腹中泄泻痛无停，癃闭遗溺疝瘕痛，太冲光明即安宁。"

《席弘赋》："手连肩脊痛难忍，合谷针时要太冲。脚痛膝肿针三里，悬钟二陵三阴交。更向太冲须引气，指头麻木自轻飘，咽喉最急先百会，太冲照海及阴交。"

《百症赋》："太冲泻唇喝以速愈。"

《玉龙歌》："行步艰难疾转加，太冲二穴效堪夸。"

引腰痛：太冲、太白。

大便溏泄：太冲、神阙、三阴交。

阴疝：太冲、大敦。

阴挺出：太冲、少府、照海、曲泉。

膝内廉痛：太冲、膝关、中封。

足缓：太冲、阳陵泉、悬钟、丘墟。

妇人漏下不止：太冲、三阴交。

难产：太冲、合谷（补）、三阴交（泻）。

◆ **经穴中封**

【流注时间】

己日乙亥时，甲日乙刻时亦可互用。

【治病及有效配穴集成】

《千金方》："失精，筋挛阴缩入腹相引痛，灸中封五十壮。喉肿厥逆，五脏所苦，膨胀患主之。"

《类经图翼》："能止汗出。"

《胜玉歌》："若人行步苦艰难，中封、太冲针便瘥。"

不嗜食：中封、胃俞、内庭、厉兑、隐白、阴陵泉、肺俞、脾俞、小肠俞。

小腹痛：中封、阴市、承山、下廉、复溜、大敦、小海、关元、肾俞（灸）。

小腹胀满痛：中封、然谷、内庭。

腆胀：中封、公孙、太白、复溜、水分、三阴交。

虚劳失精：中封、大赫。

◆ **合穴曲泉**

【流注时间】

戊日乙卯时，癸日乙卯时亦可互用。

【治病及有效配穴集成】

《千金方》："男子失精，膝胫疼痛冷，灸曲泉百壮。""主腹肿。筋挛膝不得屈伸，不可以行。""癫疝阴跳痛，引脐中不尿，阳痿。"

《肘后歌》："脐腹有病曲泉针……风痹痿厥如何治，大杼、曲泉真是妙。"

《席弘赋》："若是七疝小腹痛，照海阴交曲泉针。"

《针灸大成》："肝经虚证，曲泉补之。"

脚膝痛：曲泉、委中、阳陵泉、昆仑、足三里、风市、解溪。

脐痛：曲泉、中封、水分。

痢疾：曲泉、太溪、太冲、太白、脾俞、小肠俞。

癫疝[①]：曲泉、中封、太冲、商丘。

淋癃：曲泉、然谷、阴陵泉、行间、大敦、小肠俞、涌泉。

妇人血块：曲泉、复溜、足三里、气海、关元、三阴交。

足不能行：曲泉、足三里、委中、承山。

小　结

(1) 子午流注是以时间为主要条件，在操作过程中与一般针灸疗法不同之处，就是必须按照日时去选取穴位。其中可以分为按时取穴与定时取穴两种方式。按时取穴，是在当日当时主开某穴的时候，遇有该穴所适应治疗的疾病，即可及时针刺该穴，同时再按疾病的性质，适当选取其他配穴，就更可获得治疗的效果。但在流注开穴时间，如果当时要治疗的疾病并非该穴的主治病证，那就可以用定时取穴的办法，与患者约定时间，到应该选用的那个穴位开穴的时候，准时进行治疗，对于一般的慢性疾病和久年宿病最为适宜。

(2) 子午流注每日所规定的穴位，如果要用以适应多方面的治疗，另有一种合日互用取穴的办法，可以灵活运用，只要将十天干阴阳相合的日子合并起来，即甲与己合，乙与庚合，丙与辛合，丁与壬合，戊与癸合。这些相合的日子每一日的开穴原是不同的，但可以将相合的阳日为夫，阴日为妻，把两日中所开的不同穴位合并在一日中，夫日可取妻日所开的各穴，妻日也可取夫日所开的各穴，称为夫妻互用。同时为了满足需要，还可以用母子穴来作为补充，按照专以时辰为主的流注法，以每一经配合一个时辰的规定进行针治，母穴已闭，针其子穴，子穴已闭，针其母穴，使

---

① 癫疝：先天性睾丸大者。

一日中的每一个时辰都有按时取穴进行治疗的机会。

(3) 操作子午流注的方法，要完善地掌握治疗的效果，除按时取穴之外，还要注意以下几个重要问题。

① 补虚泻实的手法，最重要的是随而济之与迎而夺之这两点，也就是要顺着十二经气血循行的方向，即手之三阴，从胸走至手，手之三阳，从手走至头，足之三阳，从头走至足，足之三阴，从足走至腹。按照此种气血环周的情况，进针后可分作左转或右转的手法：虚证是随而济之，顺着该经络的走向转针；实证是迎而夺之，逆着该经络的走向转针。但补泻的先后，应该视病证的不同而定，先补后泻，以扶补正气为先。

② 操作过程中，刺激的轻重强弱，需要从进针后的特殊感觉去分辨虚实，决定手法。邪气之来，针下必紧而疾；谷气之来，针下必徐而和；脉实者深刺之，可以用强刺激促使功能的正常；脉虚者浅刺之，可用轻微的刺激，以达到功能恢复的目的。

③ 针刺要正确地掌握时间。在流注开穴的每一个时辰之中，实证适宜于前半个时辰进针，虚证适宜于后半个时辰进针，而半虚半实、有补有泻的病证，应在适中的时间进针。一日十二个时辰的时间是固定的，各地区虽有迟早不同，但以太阳作为时辰的标准，每日的午时必是中午，也就可以从这一点去确定时辰，准时取穴了。

④ 在按时治疗中，首先应以选取当时所开的穴位为主，即使还要选取其他的配穴，也是必须先主后客，先针主穴，后针配穴。但如果遇有急症，当时偏又不是流注开穴的时候，那就不必固执日时的关系，凡是适于治疗病证的穴位，都应该尽先选取，灵活运用。

(4) 操作子午流注法，首先应该知道当日的日干，如按阳历去推算，也很简便。由于阳历每年大小月的日数是固定的，将它去配合十个天干，逐日轮转，便很容易推算出每一日的日干是什么。推算的方法，只需将当年元旦的天干按甲一、乙二、丙三、丁四……的顺序，定出一个基本数，将基本数加上当日的日数，再按固定的逐月加减数加减之后，余数便是当日的日干。此种算法每年都可以应用，不过在闰年要推算 3～12 月各月的日干，从 3 月起，应将元旦所属天干的基本数增加一个数字。而如果要预知逐年元旦的基本数，也只需按平年加五、闰年加六的原则，就可以推算出来。另一方面，又可预先制作一种图表，能够很快地将每日的日干在图上查出来。所以要操作子午流注法，即使不知道阴历，只从阳历中去推算每日的日干，也是很简便的。

第7章 八脉八法开穴的法则及其应用

第一节 奇经八脉的意义与八穴的由来

人体经络除十二经之外，另有奇经八脉，在针灸古法着重于日时配穴的疗法中，十二经所用的是子午流注针法，奇经八脉所用的就是灵龟八法，亦称为奇经纳卦法。两者的内容和按时配穴的方法虽不完全相同，但在针灸疗法中，子午流注针法和灵龟八法是可以相辅为用的。

要说明八法的内容，先要知道经络中为什么会有奇经的名称。所谓奇经的意思和作用，归纳古医家的阐释，约有两点：其一，"脉有奇常，十二经者常脉也。奇经则不拘于常，故谓之奇。盖人之气血，常行于十二经脉，经脉满溢则流入奇经"，意思就是说，十二经是常脉，是正常时候气血运行的道路，奇经则不拘于常，是气血过多时溢出正经以外所行的通路。其二，"奇者，奇零之奇，不偶之义。谓此八者，不系正经阴阳，无表里配合，分道奇行，故曰奇经"，意思就是说，奇是可以当作单独来解释，因为十二经有阴阳表里的分别，奇经的脉气则不一样，是各自分道而行。上面两个解释，其实意义也是相同的。所以人体中的奇经，明显的也就是十二经以外的经络，在气血满溢时好像放水的支路一样。调和奇经的通路，譬如疏通沟渠，以免水流满溢的时候有泛滥之患，由此可见针灸奇经的重要性。而八法就是专用于奇经的一种针灸古法，和子午流注专用于十二经病证的治疗有着同样意义。

奇经共有八脉，即任脉、督脉、冲脉、带脉、阳跷脉、阴跷脉、阳维脉、阴维脉。关于这八脉名称的由来，《类经图翼》载有一首《奇经八脉歌》，具体如下。

> 正经经外是奇经，八脉分司各有名。
>
> 后督前任皆在内，冲由毛际肾同行。
>
> 阳跷跟外膀胱别，阴起跟前随少阴。
>
> 阳维只络诸阳脉，何谓阴经为络阴。
>
> 带脉围腰如束带，不由常度曰奇经。

　　从这首歌的大意中，可知八脉的名称都是由于其部位和性质或作用各自不同而定的。任脉位于胸腹部正中线，统任一身之阴，亦称为阴脉之海。督脉位于背部的正中线，总督一身之阳，亦称为阳脉之海。冲脉是"循腹上行，会于咽喉，别络唇口"，如同向上冲的样子，亦称为经络之海。正如《灵枢·逆顺肥瘦》所说："冲脉者，五脏六腑之海也，五脏六腑皆禀也。"带脉的意思，就是围着腰腹一周，如同束着带子一样。至于阳跷脉和阴跷脉，要分别阴阳的名称，是因为阳跷为足太阳膀胱经的别络，阴跷是足少阴肾经的别络。而阳维脉和阴维脉的名称，是因为阳维维于阳，其脉起于诸阳之会，阴维维于阴，其脉起于诸阴之交。阴阳相维，就可以使其他经络得以调和。

　　八脉虽是十二经以外的奇经，但十二经却都有一个穴位，作为与八脉相联系的据点。如手太阴肺经列缺穴和任脉相通，手太阳小肠经后溪穴和督脉相通，足太阴脾经公孙穴和冲脉相通，足少阳胆经临泣穴和带脉相通，足太阳膀胱经申脉穴与阳跷脉相通，足少阴肾经照海穴与阴跷脉相通，手少阳三焦经外关穴与阳维脉相通，手厥阴心包经内关穴与阴维脉相通。所以奇经八脉，各自分配着八个穴位，也就是八脉八穴的由来。

第二节　八脉八穴和八卦的配合

八脉八法是将奇经八脉相通于十二经的八个穴位，用以配合八卦，由八卦中阴阳的演变，产生了按时配穴的灵龟八法，即奇经纳卦法。所谓八卦的这套哲学，原是自发的原始辨证法，也是古人观察了自然界的现象，用阴阳两个相反相成的范畴所归纳出来的简单规律。正如《周易·系辞》所说："仰则观象于天，俯则观法于地，观鸟善之文与地之宜，近取之身，远取之物，于是始作八卦。"所以八卦是用自然界的天地、水、火、风、雷山、泽等名词作为基础，而分出乾为天，坤为地，坎为水，离为火，巽为风，震为雷，艮为山，兑为泽的八种名称，即所谓"易有太极，是生两仪，两仪生四象，四象生八卦"，就是按几何的方式发展开来的。由一到二，二到四，四到八，八到十六，再进而分为三十二，六十四，三百八十四等，由这些数字来说明自然界的现象和规律。因为阴阳八卦所代表的是日、月、昼、夜、寒、暑等，都可以表示光线的变化和温度的变化。而这些变化，对于动物、植物、矿物等一切事物，都有极大的影响，尤其是与人类的生活、人体的健康、疾病的预防和治疗，有着密切的关系，所以几千年来，这套哲学便被广泛应用到医学上面来了。八脉八法按时配穴的疗法，即是用天人合一的观点，将八卦的哲学应用在医学方面的一种。至于八卦八脉八穴联系在一起的关系，《针灸大成》载有一首《八脉配八卦歌》，具体如下。

乾属公孙艮内关，巽临震位外关还。

离居列缺坤照海，后溪兑坎申脉联。

这首歌是说明八卦分配与八脉相通的八个穴位。"乾属公孙艮内关"，就是乾卦配公孙，艮卦配内关。"巽临震位外关还"，就是巽卦配临泣，震卦配外关。"离居列缺坤照海"就是离卦配列缺，坤卦配照海。"后溪兑坎申脉朕"，就是兑卦配后溪，坎卦配申脉。这样将八卦分配了八穴，原来是各有着不同意义的。而另有一首（八法歌），不但将八卦分配八穴，而且每卦与每穴都有着一个代表的数字，歌诀如下。

> 坎一联申脉，照海坤二五。
>
> 震三属外关，巽四临泣数。
>
> 乾六是公孙，兑七后溪府。
>
> 艮八系内关，离九列缺主。

兹将该歌的内容，作图如下（图7-1）。

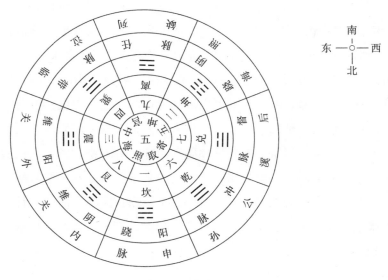

图 7-1　奇经纳卦图

图7-1将八卦的每一卦，配合着八脉中的每一脉，并列举了八脉相通的每一个穴位，而且每脉每穴都有着一个代表的数字，这些数字在八法中是很重要的，即所谓《洛书》的九宫数，亦称为后天八卦（伏羲先天八卦，分阴阳之体用，言六合之象。文王后天八卦，阐五行之精微，明气候之详）。

在卦中的数字，据说："大禹治水，理龟负文列于背，有数至九，禹遂因而第之，以成九畴，其文为'戴九履一，左三右七，二四为肩，六八为足，而五居中'。"八脉八法应用了这些数字按时配穴，也就是灵龟八法的由来。

这些数字是什么意思呢？从表面上看，似乎不容易明了，但其所分的左右上下，两肩两足，和正中的五，都是有着深长的意义。简单地说，就是古人体验所得，用灵龟的说法，将一些数字代表了四季气候的变化和每日光热高低强弱的不同。所以这些数字的位置并不是偶然的，而且这些数字错综地相加相乘，都是有着一种统一性。例如我们现在所常用的四方位置，是左西，右东，上北，下南，但图中的四方位置却是相反，以左面为东方，上南，右西，下北；而正对四方的数字，从图中的东面向左顺序数起，是左三，上九，右七，下一，这些数字是由三相乘而发展开来的。东方是三，三三得九，南方即为九；三九二十七，西方即是七；三七二十一，北方即是一，一三得三，东方仍是三。这些都是单数，称为奇数，亦称为阳数。天为阳，天左转，所以阳数从三到九再由七转到一，象征着天的左转，日东出而西落。

而这些数字的多寡，也直接代表了四季的气候和一日中光热的强弱。如以东方作为春季，而左转循环着，三表示春温，温则生物。阳气由始温发展到热极，九是表示夏热，热则长物。热极变为凉爽，七是表示秋凉，凉则收物。由凉爽发展到冷极，一是表示冬寒，寒则杀物。由寒极又变为温和，再回复到春的三。如以一日的温度来说，东方的三代表黎明，转到九是中午，七是下午，一是夜间，光热最弱。相反的，图中的四角，都是双数，即为偶数，亦称为阴数。阴为地，地右转，所以阴数的发展是向右循环的，从西南角的数字二起，二二得四，右转到东南角的数字是四；二四得八，右转到东北角的数字是八；二八十六，右转到西北角的数字是六；二六十二，回复到西南角的数字仍是二。阴数按右转的先后顺序是二、四、八、六。由于日月昼夜、寒暑等位置和光热的相对变化，阴数的多少，与右转次序的先后，也可以代表四季和一日中温度的强弱。这种仅以阳左转和阴右转的循环，虽然可以表示寒往则暑来，昼往则夜来，并说明阴阳的进退、动静、盛衰、升降、屈伸、生死等的演变，但要用这些名词完全来说明自然界的现象，当然是不够的。

其实这些数字，也并非仅是左转右转的关系而已，数字之中，还可以发展出许多的变化。因为中央有个数字五，五可以作为一切数字演变的根源。正如《素问·天元纪大论篇》中所说："所以欲知天地之阴阳者，应天之气，动而不息，故五岁而右迁。"图7-1中的数字，以阴数的起点二乘五等于十，所以图中四方和交叉的数字相加都是十，如上九下一是十，左三右七是十，四与六交叉相加是十，二与八交叉相加也是十。但阳数的三乘五等于十五，所以图中的数字纵横相加都是十五。纵的如东面直线四、三、八相加是十五，正中的九、五、一相加是十五，西面的二、七、六相加也是十五。横的如将上面的横线二、九、四相加等于十五，当中横线的七、五、三相加等于十五，下面横线的六、一、八相加也等于十五。同时如将各阴数相加乘五，即二、四、六、八的和乘五等于一百；各阳数相加，即一、三、七、九的和乘五也等于一百。再如将各种数字反复相加相乘，可以演变出许多相等的数字，可见八卦的数字虽分列在四面八方，却是有着一个统一性，成为阴阳变化的规律。

古人将这些规律，直接应用在医学方面，如《灵枢·九宫八风》，即依此来分述八方风向对于人体健康的影响。又如《灵枢·九针》有"身形应九野"一节，指出左足应立春（艮宫东北方），左胁应春分（震宫正东方），左手应立夏（巽宫东南方），膺喉首头应夏至（离宫正南方），右手应立秋（坤宫西南方），右胁应秋分（兑宫正西方），右足应立冬（乾宫西北方），腰尻下窍应冬至（坎宫正北方），六腑、膈下三脏应中州（即中宫）等。以身形的上下左右来配合节气和八卦，与前述八卦代表光热升降的意义是相同的。而在八脉八法的应用中，也是将这些可以反复演变的八卦数字代表了脉和穴的名称。

奇经八脉与其相通的八穴，用八卦来代表，每卦分配着一脉和一穴，两者却是很平均的。但九宫数共有九个，用来分配八卦、八脉和八穴，便将多余一数，所以其中一卦就兼配着两个数字。从一到九的数字来看，五正居在一二三、四与六、七、八九之中，由于中央属土，坤为土，故将中央的第五数，同属于坤卦。坤卦因分配了二、五两个数字，也就是八法歌中所谓"照海坤二五"的意思了。为了易于明了对照，依据八法歌的内容，将九宫数与八卦的方位及八脉相通各穴所属的经络，列表如下（表7-1）。

表 7-1　九宫数与八卦方位及八脉相通各穴所属经络表

方　位	九宫数	八　卦	八　脉	八穴及所属经络
东方	三	震木	阳维	外关属三焦经
南方	九	离火	任脉	列缺属肺经
西方	七	兑金	督脉	后溪属小肠经
北方	一	坎水	阳跷	申脉属膀胱经
中央	五	坤土	阴跷	照海属肾经
西南	二	坤	阴跷	照海属肾经
东南	四	巽木	带脉	临泣属胆经
东北	八	艮土	阴维	内关属心包经
西北	六	乾金	冲脉	公孙属脾经

第三节　八脉八穴相互交会的关系

十二经各有表里相应的分别，奇经八脉虽然并不似它们一样分出表里，但八脉和相通的八个穴位，都另有着相互联系而交会的规律。每两脉的交会，并分有父母夫妻、男女、主客的名称，以表示其中交会的关系。在《八脉交会八穴歌》中，就说明了这一点，歌诀如下。

公孙冲脉胃心胸，内关阴维下总同。
临泣胆经连带脉，阳维目锐外关逢。

后溪督脉内眦颈，申脉阳蹻络亦通。

列缺任脉行肺系，阳蹻照海膈喉咙。

从上面这首歌中，可知八脉八穴的交会，分为四组：一是冲脉相通的公孙，和阴维相通的内关相交会；二是带脉相通的临泣，和阳维相通的外关相交会；三是督脉相通的后溪，和阳蹻相通的申脉相交会；四是任脉相通的列缺，和阴蹻相通的照海相交会。八脉八穴为什么要这样分别交会呢？也是各有其来由的，约可分为三点，说明如下。

一、从八脉的性质来说

奇经八脉各自的走向，其中有一部分大致是类似的；而八脉既配合了八卦，八穴也各有其所属的经络，由于这些错综复杂的关系，就形成了八穴交会的主因。分别来说如下。

(1) 冲脉和阴维脉相交会，因为冲脉起于少腹之内胞中，循腹上行至脚……而阴维脉，发于足少阴筑宾穴，上行入小腹，循胁肋上胸膈……冲脉和阴维两脉的走向颇有类同之处，即所谓"公孙冲脉胃心胸，内关阴维下总同"的意思。两脉相通的公孙和内关穴何以要称为父母？这是由于公孙属于乾卦，乾为天，以天阳当作父，而内关属于手厥阴心包经，心包经亦称为阴血之母，所以将公孙称为父穴，内关称为母穴，两相交会。

(2) 带脉和阳维相交会，两脉相通的临泣和外关穴，亦随之交会，称为男女穴，那是完全依据八卦的配合给出了男女的代名词。临泣所分配的是震卦，外关所分配的是巽卦，震为阳，巽为阴，《周易》以阴阳先后的次序，震为三男，巽为幼女，所以将临泣称为男穴，外关称为女穴，两相交会。

(3) 督脉和阳蹻相交会，两脉相通的后溪和申脉穴亦相交会，而称为夫妻穴。由于两脉的走向有部分相同之处，如"督脉起于少腹以下……至少阴与巨阳中络者合，少阴上股内后廉，贯脊属肾，与太阳起于目内眦，上额交巅，上入络脑，还出别下项，循肩膊内，侠脊抵腰中"。而阳跷脉的走向，是"起于跟中，出于外踝下足太阳申脉穴……循胁后胛上，上行肩膊外廉……上人迎挟口……复会任脉于承泣，至目内眦……从睛明上行入发际，下耳后，入风池而终"。这也就是"后溪督脉内眦颈，申脉阳跷络亦通"的原意。同时督脉总督一身之阳，与督脉相通的后溪穴属于小肠经丙火，阳跷相通的申脉穴属于膀胱经壬水，火为阳，水为阴，所以将后溪和申脉交会，称为夫妻穴的相应。

(4) 任脉相通的列缺穴，和阴跷相通的照海穴相交会，而称为主客穴。任脉的走向，据《素问·骨空论篇》说："起于中极之下，以上毛际，循腹里，上关元，至咽喉，上颐循面入目。"而任脉相通的是肺经的列缺穴，正如《灵枢·营气》所说："络阴器，上过毛中，入脐中，上循腹里，入缺盆，下注肺中。"所以称为"列缺任脉行肺系"，而将列缺作为主穴。但阴跷脉循行的方向，"从跟中起……上循胸里，入缺盆上出人迎之前，至咽咙交贯冲脉，入项内廉上行属目内眦"。即所谓"阴跷照海膈喉咙"。任脉和阴跷脉的走向既有部分相合之处，所经过的咽喉又属呼吸系统的重要部分，故将肺经的列缺称为主穴，将阴跷脉相通的照海穴称为客穴。

二、从八卦的位置来说

八脉分别的交会，如果以其和八卦相配的位置来说，也是有着一种深长的意义，而不是偶然的。我们可以对照着八卦来看，如正东方的震卦和东南角的巽卦相应，即阳维和带脉，外关和临泣相交会。又如正南方的离卦和西南角的坤卦相应，即任脉和阴跷，列缺和照海相交会。这是从左转顺着自东到南的方位来说的，但自西到北的方位，两卦相应就不同了。前者的位置，正面和角是紧贴的；后者的位置，正面和角是间隔的。如正西方的兑卦和正北方的坎卦相应，即督脉和阳跷，后溪和申脉相交会。又如西北角的乾卦和东北角的艮卦相应，即冲脉和阴维，公孙和内关相交会。像这样前后交会方向的不同，也就表示了八卦中阴阳的盛衰。因为从东到南，或由春至夏，是表示阳气上升，所以前者的相应，将八卦九宫数相加，都是单数，即奇数属阳，如震三加巽四是七，离九加坤二是十一。但从西至北，或自秋到冬，是表示阳气下降的，所以后者的相应，将八卦九宫数相加都是双数，即偶数属阴。如兑七加坎一是八，乾六加艮八是十四。八卦的方位，即可以代表气候和光热的升降和强弱，所以用八卦的位置来看，八脉的相互交会，其中就含有极为深奥的意义，正如《八穴配合歌》所说。

> 公孙偏与内关合，列缺能消照海疴。
> 临泣外关分主客，后溪申脉正相和。
> 左针右病知高下，以意通经广按摩。
> 补泻迎随分逆顺，五门八法是真科。

上面这个歌的意义，如结合八卦的位置去体会，那是很值得研究的了（左针右病和上下交会、补泻迎随等手法详见本章第六节）。

三、从穴位的上下来说

八脉和八穴交会的关系要明白，最好将简明的八法交会歌读熟，就能体会到八穴交会的部位，都各自分布在手足而上下相配的。《八法交会歌》如下。

> 内关相应是公孙，外关临泣总相同。
> 列缺交经通照海，后溪申脉亦相从。

从这个歌中，可以明显地知道八穴的交会都是手和足相应的。兹按这个歌的次序，将八穴的部位分列如下，做一比较，就更可认识到八穴的交会并不是偶然的。

1. **内关与公孙手足相应**

内关

部位：在前臂前面之下端，约腕上二寸之处，拇长屈肌、指浅屈肌之间。

局部解剖：有拇长屈肌、指浅屈肌、正中神经、骨间前动脉。

公孙

部位：在第一跖骨与中间楔骨之关节部之内侧。

局部解剖：有蹈展肌及趾长伸肌、腓深神经、足背动脉。

2. **外关与临泣手足相应**

外关

部位：在前臂之后侧，腕之上方二寸之处。

局部解剖：有长外桡骨肌、桡神经后支、后臂皮神经、后骨间动脉。

临泣

部位：在第四、五跖骨接合部之前。

局部解剖：有趾长伸肌、胫神经分支、腓骨骨间动脉。

3. **列缺与照海手足相应**

列缺

部位：在前臂桡侧之下端，桡骨茎状突起之直上。

局部解剖：有内桡骨肌、拇长屈肌之外缘、后臂皮神经及桡神经、桡动脉、头静脉。

照海

部位：在足内踝尖直下一寸之处，距骨结节与内踝之间。

局部解剖：有蹈长屈肌、蹈趾展肌、胫神经、胫后动脉。

4. **后溪与申脉手足相应**

后溪

部位：在手背第五掌骨尺骨侧之前下部。

局部解剖：有外臂小指肌，小指短屈肌，总指伸肌，尺神经指背支，尺动脉指背支。

申脉

部位：在足之外踝直下，外转小趾肌之，上端处。

局部解剖：有外转小趾肌、腓浅神经、腓动脉。

从上述八穴的部位来看，可见八穴的交会是有着一种原则，并非是偶然的凑合；而应用八法的针灸治疗中，对于手足相应的穴位需要配合互用，可有更显著的疗效。为了便于对照，兹将八脉八穴交会的关系及其所属八卦部位等列表如下（表7–2）。

表 7–2　八脉八穴交会的关系及其所属八卦部位

八　脉	八穴部	位	八　卦	九宫数	交会关系
冲脉	公孙	足	乾	六	父
阴维	内关	手	艮	八	母
带脉	临泣	足	巽	四	男
阳维	外关	手	震	三	女
督脉	后溪	手	兑	七	夫
阳跷	申脉	足	坎	一	妻
任脉	列缺	手	离	九	主
阴跷	照海	足	坤	二	客

第四节　计算八法开穴的日时干支数

八脉八法注重数字的计算，不但用九宫数代表八脉八穴，而且要知道八脉开穴的时间，更需要将这一日的日时通过加减乘除的算术，才能求得一个答案；所以每一日的干支都有一种代表的数字，一日中每一个时辰也都有代表的数字。八法的开穴就是依据这些数字计算出来的。日时是由哪些数字来代表的呢？《针灸大成》载有两个歌诀，计日的称为《八法逐日干支歌》，计时的称为《八法临时干支歌》，现在分别来说明。

一、八法逐日干支歌

> 甲己辰戊丑未十，乙庚申酉九为期。
>
> 丁壬寅卯八成数，戊癸巳午七相宜。
>
> 丙辛亥子亦七数，逐日干支即得知。

在这个《八法逐日干支歌》中，每一日的天干和地支都有一个代表的数字。在解释这些数字之前，先要将所谓河图数，即五行生成数，做一简单的说明。

因为河图五行生成数有十，按《周易·系辞》说："天一生水，地六成之；地二生火，天七成之；天三生木，地八成之；地四生金，天九成之；天五生土，地十成之。"所以五行的生数，是水一，火二，木三，金四，土五；五行的成数，是水六，火七，木八，金九，土十。八法代表逐日干支的数字，就是应用了五行的成数；天干以相合所化的五行，地支以其原来所属的五行，用来和五行的成数相配。

天干的甲、己合而化土，地支的辰、戊、丑、未属于中央之土，土的成数是十，十就代表了甲、己、辰、戊、丑、未六个字，故在歌中说"甲己辰戊丑未十"。

"乙庚申酉九为期"的意思，是因为天干的乙、庚合而化金，地支的申、酉属于西方之金，金的成数是九，所以九就代表了乙、庚、申、酉四个字。

而天干的丁、壬合而化木，地支的寅、卯属于东方之木，木的成数是八，所以八就代表了丁、壬、寅、卯四个字，故在歌中说"丁壬寅卯八成数"。

"戊癸巳午七相宜"的意思，是因天干的戊、癸合而化火，地支的巳、午属于南方之火，火的成数是七，七就代表了戊、癸巳、午四个字。

至于天干的丙、辛合而化水，地支的亥、子属于北方之水，水的成数是六，丙、辛、亥、子四个字，原应用六去代表，但由于水火被称为同属于先天始生之物，八卦中属于火的离卦，名为离中虚，中虚即火中藏有真水，日中有月精之意，所以例外的以丙、辛、亥、子并不用水六的成数，而仍用火七的成数，以七代表了丙、辛、亥、子四个字，故在歌中说"丙辛亥子亦七数"。

现在按照天干地支的顺序，将各自所代表的数字分列如下。

逐日天干数　甲十、乙九、丙七、丁八、戊七、己十、庚九、辛七、壬八、癸七。

逐日地支数　子七、丑十、寅八、卯八、辰十、巳七、午七、未十、申九、酉九、戌十、亥七。

上面这些数字，就是任何一天干支所代表的数字，要知道这一日的干支数，只要将当日天干和地支所代表的数字相加。例如甲子日，甲的天干数是十，子的地支数是七，两数相加，可知代表甲子日的日数就是十七。又如庚午日，庚的天干数是九，午的地支数是七，两数相加，可知代表庚午日的日数就是十六。又如丁日，丁的天干数是八，亥的地支数是七，两数相加，可知代表丁亥日的日数就是十五。不过有一点必须注意，因为在推算八法开穴的时候，阳日和阴日的算法不同，这一点在事先应该分辨清楚，前文第4章第五节中对于阳日阳时和阴日阴时的区别，都已经说过，即甲、丙、戊、庚、壬五阳干属于阳日，乙、丁、己、辛、癸五阴干属于阴日。兹将阳日和阴日干支及其代表的数字各加成一个和数，分列如下（表7-3和表7-4）。

表7-3　阳日干支数

	子 七	寅 八	辰 十	午 七	申 九	戌 十
甲十	甲子十七	甲寅十八	甲辰二十	甲午十七	甲申十九	甲戌二十
丙七	丙子十四	丙寅十五	丙辰十七	丙午十四	丙申十六	丙戌十七
戊七	戊子十四	戊寅十五	戊辰十七	戊午十四	戊申十六	戊戌十七
庚九	庚子十六	庚寅十七	庚辰十九	庚午十六	庚申十八	庚戌十九
壬八	壬子十五	壬寅十六	壬辰十八	壬午十五	壬申十七	壬戌十八

表 7-4　阴日干支数

	五　十	卯　八	巳　七	未　十	酉　九	亥　七
乙九	乙丑十九	乙卯十七	乙巳十六	乙未十九	乙酉十八	乙亥十六
丁八	丁丑十八	丁卯十六	丁巳十五	丁未十八	丁酉十七	丁亥十五
己十	己丑二十	己卯十八	己巳十七	己未二十	己酉十九	己亥十七
辛七	辛丑十七	辛卯十五	辛巳十四	辛未十七	辛酉十六	辛亥十四
癸七	癸丑十七	癸卯十五	癸巳十四	癸未十七	癸酉十六	癸亥十四

　　上面阳日和阴日的干支数，是依据《八法逐日干支歌》而编成的。读者可由此明白《逐日干支歌》的内容。而这些数字又是推算八法开穴的关键，因为每一日都有干支作为记日的符号，而日时的干支都有着代表的数字，把这些数字相加起来，再用乘除减的算术，就可能推算出当时所开的穴位了（推算法：详见本章第五节）。

二、八法临时干支歌

甲己子午九用宜，乙庚丑未八无疑。

丙辛寅申七作数，丁壬卯酉六顺知。

戊癸辰戌各有五，巳亥单加四共齐。

阳日除九阴除六，不及零数穴下推。

　　《八法临时干支歌》是将每个时辰的干支也用一些数字来代表。这些数字和代表日干支的数字完全不同。代表日的干支数是依据五行的生成数而来的，代表时的干支数是按照干支顺序的阴阳而定的。数字之中，单数的一、三、五、七、九都称为阳数，正如《素问·三部九候论篇》所说："天地之至数始于一，终于九焉。"单数以九为终，所以九称为老阳。用这个意思来配合干支的顺序，天干以甲为第一数，甲、乙、丙、丁、戊、己、庚、辛、壬，从甲到壬，壬是第九数；地支以子为第一数，子、丑、寅、卯、辰、巳、午、未、申，从子到申，申是地支中的第九数；因此干支中的壬、申两字，就作为往来推算的基础。而时辰的干支中，尤其着重于五、六两个数字方面的演变。因为在一、三、五、七、九五个阳数之中，五是当中的数字，天为阳，天干逢五相合，即甲己、乙庚、丙辛、丁壬、戊癸都是相合的。相反的在二、四、六、八、十五个阴数之中，六是当中的数字，地为阴，地支逢六相冲，即子午、丑未、寅申、卯酉、辰戌、巳亥都是相冲的。

宋代的邵康节曾说："天地之本起于中。夫数之中者，五与六也。五居一、三、七、九之中，故曰五居天中，为生数之主。六居二、四、八、十之中，故曰六居地中，为成数之主。"五虽是阳数，实统乎阴之六；六虽为阴数，实节于阳之五。正如《素问·天元纪大论篇》所说："天以六为节，地以五为制，是以万候之数总不离于五与六也。"所以五、六两个数字可以作为代表许多现象演变的因素。

例如以一年的月令节气来说，一年有十二个月，是二、六相乘之数；一个月分三十日，是五、六相乘之数；一年分二十四节气，是四、六相乘之数；半月中一气分三候，是三、五相乘之数；而一年中的干支，十天干是二、五相乘之数；逢五周转，每旬一甲，一年中有三十六个甲日，就是六、六相乘之数。十二地支是二、六相乘之数，逢六周转，十二日一个子日；一年中有三十个子日，就是五、六相乘之数。这些都是由五和六的数字所发展出来的例子。所以《八法临时干支歌》就是用天干逢五相合，地支逢六相冲的原则，来配合九的老阳，即天干的壬，地支的申，从而定出了代表时辰干支的数字。

代表时辰的干支数，是以相合的天干和相冲的地支并在一起，以表示干支阴阳的变化。

天干以甲为首，甲己逢五相合，自甲按天干的次序顺数到壬是九；地支以子为首，子午逢六相冲，自子按地支的次序顺数到申是九，所以甲己和子午四个字都是九，即歌中所谓"甲己子午九用宜"。

天干乙庚相合，从乙到壬是八，地支丑未相冲，从丑到申也是八，故称为"乙庚丑未八无疑"，就是乙、庚、丑、未四个字都是八。

天干丙辛相合，从丙到壬是七，地支寅申相冲，从寅到申是七，而丙、辛、寅、申四个字都是七，即所谓"丙辛寅申七作数"。

天干丁壬相合，地支卯酉相冲，自丁到壬和自卯到申都是六，所以代表丁、壬、卯、酉的数字都是六，即歌中所谓"丁壬卯酉六顺知"。

天干戊癸相合，地支辰戌相冲，自戊到壬和自辰到申都是五数，所以代表戊、癸、辰、戌的数字都是五，而称为"戊癸辰戌各有五"。

但到了第六个天干是己，因为甲己相合，己干已合并于甲干之内，无须单独地数到壬干，可是地支的巳亥还没有数过，巳亥相冲，从巳到申是四，所以四仅是单独代表了巳亥两个字，在歌中亦特别说明"巳亥单加四共齐"。至于歌中"阳日除九阴除六，不及零数穴下推"，这两句话是推算八法开穴的方式，在下一节中当详细说明。现在先按天干地支的顺序，将代表时辰的数字分列如下。

时辰天干数　甲九、乙八、丙七、丁六、戊五、己九、庚八、辛七、壬六、癸五。

时辰地支数　子九、丑八、寅七、卯六、辰五、巳四、午九、未八、申七、酉六、戌五、亥四。

明白了上述代表时辰干支的数字，若要知道某个时辰是什么数字，就很容易推算了。例如甲日的寅时是丙寅时，丙是七，寅也是七，两数相加，可知代表丙寅的数字就是十四。又如丁日的子时是庚子时，庚是八，子是九，两数相加，可知代表庚子时的数字是十七。又如辛日的巳时是癸巳时，癸是五，巳是四，两数相加，也就可知代表癸巳时的数字是九了。其余都可以按照当日每个时辰的干支类推。

兹将代表时辰的六十个干支数，分为阳时、阴时，并将它们加成一个和数，说明如下（表 7-5 和表 7-6）。

表 7-5　阳时干支数

	子 九	寅 七	辰 五	午 九	申 七	戌 五
甲九	甲子十八	甲寅十六	甲辰十四	甲午十八	甲申十六	甲戌十四
丙七	丙子十六	丙寅十四	丙辰十二	丙午十六	丙申十四	丙戌十二
戊五	戊子十四	戊寅十二	戊辰十	戊午十四	戊申十二	戊戌十
庚八	庚子十七	庚寅十五	庚辰十三	庚午十七	庚申十五	庚戌十三
壬六	壬子十五	壬寅十三	壬辰十一	壬午十五	壬申十三	壬戌十一

表 7-6　阴时干支数

	丑 八	卯 六	巳 四	未 八	酉 六	亥 四
乙八	乙丑十六	乙卯十四	乙巳十二	乙未十六	乙酉十四	乙亥十二
丁六	丁丑十四	丁卯十二	丁巳十	丁未十四	丁酉十二	丁亥十
己九	己丑十七	己卯十五	己巳十三	己未十七	己酉十五	己亥十三
辛七	辛丑十五	辛卯十三	辛巳十一	辛未十五	辛酉十三	辛亥十一
癸五	癸丑十三	癸卯十一	癸巳九	癸未十三	癸酉十一	癸亥九

第五节　推算八法逐日按时开穴的方法

推算八脉八法的开穴时间，等于是做一个算术的习题，因为代表八脉八穴的是数字，代表每日日时干支的也是数字。在推算开穴的时候，首先必须将这些数字熟记，同时又必须知道当日的干支是什么，这一日中十二个时辰的干支是什么。关于这问题，在第4章第五节阳日阳时和阴日阴时内容中已经详细说过。至于推算每年逐日干支的简法，则在本章第七节中再详述。现在先来介绍推算开穴的公式。

推算八法开穴的关键，必须记住《八法临时干支歌》中所谓"阳日除九阴除六，不及零数穴下推"两句话。"不及零数"，就是在几个数字加减乘除之后的一个余数。"穴下推"的意思，就是用这个余数去推算所代表的穴位，如前所述，代表穴位的数字，一是申脉，二和五是照海，三是外关，四是临泣，六是公孙，七是后溪，八是内关，九是列缺。在推算开穴的时候，先将当日当时所代表干支的数字加起来。其次，就是按阳日除九、阴日除六的公式去乘除和减，余数就是穴位。例如甲子日的庚午时，按代表日的干支数，甲是十，子是七；按代表时的干支数，庚是八，午是九；首先将代表日的十和七加上代表时的八和九，四数相加等于三十四；因为甲子是阳日，应该除九，就将九去除三十四，三九二十七，三十四减二十七，余数是七；在八卦中，七是代表督脉和后溪穴，可知甲子日的庚午时即后溪开穴的时候。又如乙丑日的己卯时，按代日的干支数，乙是九，丑是十；按代时的干支数，巳是九，卯是六；只要将日时干支数九、十、九、六，四数相加，等于三十四；因为乙丑是阴日，阴日除六，将六去除三十四，五六得三十，三十四减三十的余数是四；四是代表带脉和临泣，可知乙丑日的己卯时是带脉相通的临泣开穴的时候。其余都可以仿此类推。

在没有余数的时候，要知道所开的是什么穴，可以将阳日或阴日的除数来当作余数，例如戊申日的壬戌时，代表日的干支数是十六，代表时的干支数是十一，两数相加等于二十七；戊申是阳日，二十七除九，刚除尽，没有余数，就可以用九的除数去对照穴位。九是代表列缺穴，可知戊申日的壬戌时所开的就是列缺穴。又如丁未日的乙巳时，丁未的干支数是十八，乙巳时的干支数是十二，两数相加等于三十；丁未是阴日，三十除六，也刚除尽，所以可用六的除数去对照穴位；六是公孙穴，可知丁未日乙巳时所开的就是公孙穴。诸如此类，凡是能除尽而没有余数的，阳日当作是九，都是列缺穴；阴日当作六，都是公孙穴。

子午流注计算开穴的方式，有阳日阳时取阳穴，阴日阴时取阴穴的规定；但在八脉八法之中，并没有此种规定。因为一日中有十二个时辰，其中虽分为六个阳时、六个阴时，而在八法中阳日可用阴时，阴日可用阳时，并无阳日必用阳时、阴日必用阴时的规定。主要是分辨当日为阳日或阴日，则所有当日的十二个时辰，就都可以应用。

例如丙子日的乙未时，丙子是阳日，乙未是阴时，日的干支数是十四，时的干支数是十六，两数相加等于三十，丙子是阳日除九，余数是三，可知这时候所开的是震三外关。所以无论是阳日阳时或阳日阴时，算法都是一样的，并没有其他例外的规定。又如丁酉日的甲辰时，丁酉是阴日，甲辰是阳时，丁酉的干支数是十七，甲辰的干支数是十四，两数相加共是三十一，丁酉是阴日除六，余数是一，可知这时候所开的是坎一申脉穴。所以阴日阴时或阴日阳时的计算公式，也仍是一样的。只需记住"阳日除九和阴日除六"，不必问当时是阳时或阴时，就不致算错了。为了便于参考对照，现在将六十日中每个时辰所开的穴位，按照上述的推算公式分列如下（表7–7至表7–16）。

表7–7 六甲日各时八法开穴表

	甲子十八	乙丑十六	丙寅十四	丁卯十二	戊辰十	己巳十三	庚午十七	辛未十五	壬申十三	癸酉十一	甲戌十四	乙亥十二
甲子十七 甲午十七	内关八	公孙六	临泣四	照海二	列缺九	外关三	后溪七	照海五	外关三	申脉一	临泣四	照海二
甲寅十八	列缺九	后溪七	照海五	外关三	申脉一	临泣四	内关八	公孙六	临泣四	照海二	照海五	外关三
甲辰二十 甲戌二十	照海二	列缺九	后溪七	照海五	外关三	公孙六	申脉一	内关八	公孙六	临泣四	后溪七	照海五
甲申十九	申脉一	内关八	公孙六	临泣四	照海二	照海五	列缺九	后溪七	照海五	外关三	公孙六	临泣四

表7–8 六乙日各时八法开穴表

	丙子十六	丁丑十四	戊寅十二	己卯十五	庚辰十三	辛巳十一	壬午十五	癸未十三	甲申十六	乙酉十四	丙戌十二	丁亥十
乙丑十九 乙未十九	照海五	外关三	申脉一	临泣四	照海二	公孙六	临泣四	照海二	照海五	外关三	申脉一	照海五

（续表）

乙卯十七	外关三	申脉一	照海五	照海二	公孙六	临泣四	照海二	公孙六	外关三	申脉一	照海五	外关三
乙巳十六 乙亥十六	照海二	公孙六	临泣四	申脉一	照海五	外关三	申脉一	照海五	照海二	公孙六	临泣四	照海二
乙酉十八	临泣四	照海二	公孙六	外关三	申脉一	照海五	外关三	申脉一	临泣四	照海二	公孙六	临泣四

表 7-9　六丙日各时八法开穴表

	戊子十四	己丑十七	庚寅十五	辛卯十三	壬辰十一	癸巳九	甲午十八	乙未十六	丙申十四	丁酉十二	戊戌十	己亥十三
丙子十四 丙午十四	申脉一	临泣四	照海二	列缺九	后溪七	照海五	照海五	外关三	申脉一	内关八	公孙六	列缺九
丙寅十五	照海二	照海五	外关三	申脉一	内关八	公孙六	公孙六	临泣四	照海二	列缺九	后溪七	申脉一
丙辰十七 丙戌十七	临泣四	后溪七	照海五	外关三	申脉一	内关八	内关八	公孙六	临泣四	照海二	列缺九	外关三
丙申十六	外关三	公孙六	临泣四	照海二	列缺九	后溪七	后溪七	照海五	外关三	申脉一	内关八	照海二

表 7-10　六丁日各时八法开穴表

	庚子十七	辛丑十五	壬寅十三	癸卯十一	甲辰十四	乙巳十二	丙午十六	丁未十四	戊申十二	己酉十五	庚戌十三	辛亥十一
丁丑十八 丁未十八	照海五	外关三	申脉一	照海五	照海二	公孙六	临泣四	照海二	公孙六	外关三	申脉一	照海五
丁卯十六	外关三	申脉一	照海五	外关三	公孙六	临泣四	照海二	公孙六	临泣四	申脉一	照海五	外关三
丁巳十五 丁亥十五	照海二	公孙六	临泣四	照海二	照海五	外关三	申脉一	照海五	外关三	公孙六	临泣四	照海二

（续表）

| 丁酉十七 | 临泣四 | 照海二 | 公孙六 | 临泣四 | 申脉一 | 海照五 | 外关三 | 申脉一 | 照海五 | 照海二 | 公孙六 | 临泣四 |

表7-11 六戊日各时八法开穴表

	壬子十五	癸丑十三	甲寅十六	乙卯十四	丙辰十二	丁巳十	戊午十四	己未十七	庚申十五	辛酉十三	壬戌十一	癸亥九
戊子十四 戊午十四	照海二	列缺九	外关三	申脉一	内关八	公孙六	申脉一	临泣四	照海二	列缺九	后溪七	照海五
戊寅十五	外关三	申脉一	临泣四	照海二	列缺九	后溪七	照海二	照海五	外关三	申脉一	内关八	公孙六
戊辰十七 戊戌十七	照海五	外关三	公孙六	临泣四	照海二	列缺九	临泣四	后溪七	照海五	外关三	申脉一	内关八
戊申十六	临泣四	照海二	照海五	外关三	申脉一	内关八	外关三	公孙六	临泣四	照海二	列缺九	后溪七

表7-12 六己日各时八法开穴表

	甲子十八	乙丑十六	丙寅十四	丁卯十二	戊辰十	己巳十三	庚午十七	辛未十五	壬申十三	癸酉十一	甲戌十四	乙亥十二
己丑二十 己未二十	照海二	公孙六	临泣四	照海二	公孙六	外关三	申脉一	照海五	外关三	申脉四	临泣四	照海二
己卯十八	公孙六	临泣四	照海二	公孙六	临泣四	申脉一	照海五	外关三	申脉一	照海五	照海二	公孙六
己巳十七 己亥十七	照海五	外关三	申脉一	照海五	外关三	公孙六	临泣四	照海二	公孙六	临泣四	申脉一	照海五
己酉十九	申脉一	照海五	外关三	申脉一	照海五	照海二	公孙六	临泣四	照海二	公孙六	外关三	申脉一

表7-13 六庚日各时八法开穴表

	丙子十六	丁丑十四	戊寅十二	己卯十五	庚辰十三	辛巳十一	壬午十五	癸未十三	甲申十六	乙酉十四	丙戌十二	丁亥十

（续表）

庚子十六 庚午十六	照海五	外关三	申脉一	临泣四	照海二	列缺九	临泣四	照海二	照海五	外关三	申脉一	内关八
庚寅十七	公孙六	临泣四	照海二	照海五	外关三	申脉一	照海五	外关三	公孙六	临泣四	照海二	列缺九
庚辰十九 庚戌十九	内关八	公孙六	临泣四	后溪七	照海五	外关三	后溪七	照海五	内关八	公孙六	临泣四	照海二
庚申十八	后溪七	照海五	外关三	公孙六	临泣四	照海二	公孙六	临泣四	后溪七	照海五	外关三	申脉一

表 7-14　六辛日各时八法开穴表

	戊子十四	己丑十七	庚寅十五	辛卯十三	壬辰十一	癸巳九	甲午十八	乙未十六	丙申十四	丁酉十二	戊戌十	己亥十三
辛丑十七 辛未十七	申脉一	临泣四	照海二	公孙六	临泣四	照海二	照海五	外关三	申脉一	照海五	外关三	公孙六
辛卯十五	照海五	照海二	公孙六	临泣四	照海二	公孙六	外关六	申脉一	照海五	外关三	申脉一	临泣四
辛巳十四 辛亥十四	临泣四	申脉一	照海五	外关三	申脉一	照海五	照海二	公孙六	临泣四	照海二	公孙六	外关三
辛酉十六	公孙六	外关三	申脉一	照海五	外关三	申脉一	临泣四	照海二	公孙六	临泣四	照海二	照海五

表 7-15　六壬日各时八法开穴表

	庚子十七	辛丑十五	壬寅十三	癸卯十一	甲辰十四	乙巳十二	丙午十六	丁未十四	戊申十二	己酉十五	庚戌十三	辛亥十一
壬子十五 壬午十五	照海五	外关三	申脉一	内关八	照海二	列缺九	临泣二	照海二	列缺九	外关三	申脉一	内关八

（续表）

壬寅十六	公孙六	临泣四	照海二	列缺九	外关三	申脉一	照海五	外关三	申脉一	临泣四	照海二	列缺九
壬辰十八壬戌十八	内关八	公孙六	临泣四	照海二	照海五	外关三	后溪七	照海五	外关三	公孙六	临泣四	照海二
壬申十七	后溪七	照海五	外关三	申脉一	临泣四	照海二	公孙六	临泣四	照海二	外关三	申脉一	

表 7-16　六癸日各时八法开穴表

	壬子十五	癸丑十三	甲寅十六	乙卯十四	丙辰十二	丁巳十	戊午十四	己未十七	庚申十五	辛酉十三	壬戌十一	癸亥九
癸丑十七癸未十七	照海二	公孙六	外关三	申脉一	照海五	外关三	申脉一	临泣四	照海二	公孙六	临泣四	照海二
癸卯十五	公孙六	临泣四	申脉一	照海五	外关三	申脉一	照海五	照海二	公孙六	临泣四	照海二	公孙六
癸巳十四癸亥十四	照海五	外关三	公孙六	临泣四	照海二	公孙六	临泣四	申脉一	照海五	外关三	申脉一	照海五
癸酉十六	申脉一	照海五	照海二	公孙六	临泣四	照海二	公孙六	外关三	申脉一	照海五	外关三	申脉一

　　上面将六十日中每一日八法开穴的时间分制十个表格，其中子、午两日的干支数是相同的，辰日和戌日的干支数亦是相同的，所以甲、丙、戊、庚、壬各阳日分配的子、午两日或辰、戌两日的开穴都是一样的。至于乙、丁、己、辛、癸各阴日，配合地支的丑日、未日和巳日、亥日的干支数，也是每两个相同，所以开穴亦是一样。为了对照的便利，现在再制作八法逐日按时开穴环周图于下（图 7-2 和图 7-3）。

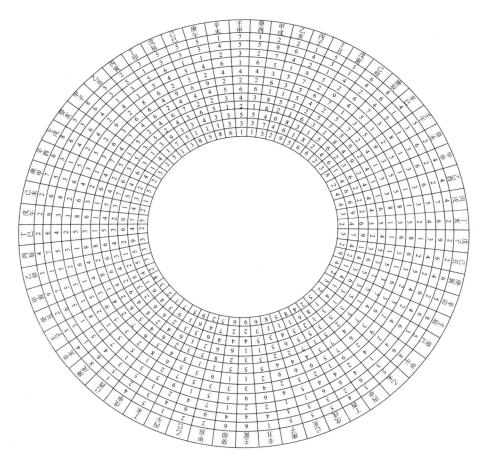

图 7-2 八法逐日按时开穴环周图（一）

说明：图 7-2 的数字是代表着八穴的穴名。1. 申脉；2. 照海；3. 外关；4. 临泣；5. 照海；6. 公孙；7. 后溪；8. 内关；9. 列缺

第六节 操作八法在临床上的体会

操作八法的手技，原无特殊的规定，和一般的针术大致是相同的。古医家对于这一点，虽然也曾指出了许多操作的手法，但名目繁多，众说不一，归纳起来，也无非仍是着重于按病取穴和虚证宜补、实证宜泻的两点。所有补虚泻实的手法，大多也注重于迎随、进退、提插等几种。如

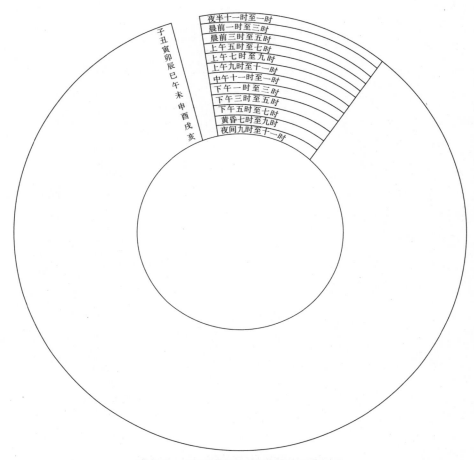

子丑寅卯辰巳午未申酉戌亥

夜半十一时至一时
晨前一时至三时
晨前三时至五时
上午五时至七时
上午七时至九时
上午九时至十一时
中午十一时至一时
下午一时至三时
下午三时至五时
下午五时至七时
黄昏七时至九时
夜间九时至十一时

图7-3 八法逐日按时开穴环周图（二）

用法说明：图7-3较图7-2路小，制成后，覆盖于图7-2上，露出图7-2的干支名称。如需查对开穴时间，只要将图7-3的裂缝对准要查的那一日，按图7-3的时辰去对图7-2的数字，就可知道所开的穴名

《八脉刺法启玄歌》所说："往来依进退，补泻逐迎随。"《八法手诀歌》中所谓"先深后浅行阴数，前三后二却是阴；先浅后深阳数法，前二后三阳数定……急按慢提阴气升，急提慢按阳气降"。又如《八穴配合歌》所说："补泻迎随分逆顺，五门八法是真科。"此种手法，简单地说，迎随的意思，随是顺着经络循行的方向转针，随而济之，以补其虚而不足；迎是逆着经络循行的方向转针，迎而夺之，以泻其实而有余。至于进退的古法，是进

174

针先深后浅，即三进一退叫作补，先浅后深，即三退一进叫作泻。而提插的古法，提是泻，插是补，也就是多提少插为泻，多插少提为补，其余还有"补者先呼后吸，泻者先吸后呼，疼痛即泻，痒麻即补"等。像这些迎随、进退、提插的手法，方式虽是不同，但要达到补虚泻实的目的却是一致的。所谓补泻，也就是现代所称的兴奋与抑制的作用。古今名称不同，意义是一样的。所以操作八法，在进针后的各种手法可以参考古今针灸书籍，并结合临床经验，融会贯通而达到补泻的目的。

但操作八法所选用的穴位，有一点是很值得注意的。据《针灸大成》所载《八穴配合歌》说："左针右病知高下，以意通经广按摩。"这就是认为八穴除应用于对患部的直接刺激之外，在间接刺激中更有着显著的反射作用和诱导作用。"以意通经广按摩"的意思，就是要操作者按病证揣摩并细心体会。所谓"左针右病"正如《素问·阴阳应象大论篇》所说："故善用针者，从阴引阳，从阳引阴，以右治左，以左治右，以我治彼，以表治里，以观过与不及之理，见微得过，用之不殆。"张隐庵解释说："阴阳气血内外左右，交相贯通，故善用针者，从阴而引阳分之邪，从阳而引阴分之气，病在右者取之左，病在左者取之右，以我之神，得彼之情，以表之证，知里之病，观邪正虚实之理而补泻之，见病之微萌而得其过之所在，以此法用之，而不至于危殆矣。"这些话虽是古人对于一般针刺手法的原则，但由于八穴有交会的规定，等于十二经有着表里之分一样，而交会的刺激点又是一在手部，一在足部，分别上下两相联系着。如公孙应内关，外关应临泣，列缺应照海，后溪应申脉，所以认为在八法开穴的时候，左针右病，或上下配合，利用反射作用或诱导作用，以祛除疾病，有着重要的意义（左针右病的作用，可参阅《素问·缪刺论篇》）。

八法所应用的仅是八个穴位，而疾病的种类很多，要获得疗效，当然仍需选取其他适当的穴位来配合（详见本章第八节）。但在选定了八法开穴的时间，并有适当的配穴后，针下是否得气，实是决定疗效的主因。如一般在进针后，当捻动提插时，会发生一种异样的酸胀感觉，或是触电似的麻感，由针下直向他处放散。此种感应，即古书中所说的得气。

要使感应强，放射远，当时需要配合本穴所交会的穴位也是一个必要的条件。

《针灸大成》对于这一点曾说："八法先刺主正之穴，随病左右上下所在，取诸应穴，仍循门导引，按法祛病；如病未已，必求合穴，须要停针待气，使上下相接，快然无所苦，而后出针；或用艾灸亦可，在乎临时机变，不可专拘于针也。"这几句话之中，所谓"必求合穴，须要停针待气，使上下相接"，合穴就是指八穴相交会的穴位，如针手部的内关，配合所交会的足部的公孙穴，或针公孙亦可配内关穴。"停针待气，使上下相接"，就是诱导作用的针法，进针后，做较长时间的强刺激，并用留针法，或用中刺激（捻运不重不轻，不疾不徐，提插均等），即反射作用的手法，根据病证而决定。如果要使它兴奋，以加强功能，可以用短时间的中刺激；如果要使它抑制，以减低其亢进或兴奋的作用，可以用较长时间的中刺激。无论哪一种手法，总要使患者快然无所苦，而后出针。像这样应用了八法的交会穴的配合，如能获得上下相接的良好感应，可以断言疗效必是显著的。

这在杨继洲的医案中也曾有记载说："户部王缙庵公乃弟患心痫疾数载矣，徐堂翁召余视之，须行八法开阖方可，公如其言，而刺照海、列缺，灸心俞等穴，其针待气至，乃行生成之数而愈。"所以八法应用了交会穴，既可以上下得气，又可以用来预测针刺的疗效。一般在进针后，即使针下的感应微弱，放散的距离不远，仍可以对照八法开穴的时间继续针刺，亦能获得效果。如果经过三四次的准时针治，而始终激发不起感应，那就可见其病证已非针灸所能奏效了。这即是古人所谓"气速至而速效，气迟至而不治"。可是感应的强弱和放散的远近，与技术操作和针具的粗细，尤其是取穴是否准确，都有着很大的关系。这是操作八法者在按照开穴的时间针刺之际所应该注意的，也是需要灵活运用的。

第七节　从阳历推算逐日干支应用八法的简法

八脉八法推算开穴的时间，必须知道当日的干支，与子午流注仅需知道日干，即可按日推穴的情形是不同的。要知道一日中十二个时辰的干支，也是比较容易获知的，只要从当日的日干去推算，即甲己日从甲子时算起，乙庚日从丙子时算起等，时辰干支的名称，每隔五日必是相同，每年每月都是固定不变，计算也较为便利；但计日的干支，从甲子到癸亥，共有六十个，每隔六十日后才能相同。尤其阴历是每年的大小月不同，计算法则比较深奥，不易很快推算出来。前面在第 6 章第四节中已经提供了两个按照阳历推算日干的简法，以笔者研究的心得，现在再提供一种按照阳历推算逐日干支的简法。

推算干支的简法，原来也可以分为心算法和按图对照法两种，但心算法的推算较为复杂，现在仅介绍一种按图对照法。由于阳历的大小月是固定的，所不同的就是闰年的 2 月较平年多一日，两者的相差虽然只是一日，但配合了六十个干支的计算便完全不同了，所以按图对照也分为平年和闰年两种。兹将 1956 年（闰年）与 1957 年（平年）制成两个图样，并说明其用法（图 7-4 至图 7-6）。

下面 3 个图的用法，如要查对 1956 年（闰年）的每一日干支，先将按图样制成的图 7-4 覆盖于图 7-6 上。例如要查三月的干支，先将图 7-4 的"三月一日"旋转，去对准图 7-6 的"一日"两字。图 7-6 从"一日"到"三十一日"紧对着图 7-4 的丁卯到丁酉的三十一个干支，对准后就不必再移动，三月逐日的干支便一望可知了。如要知道三月十五日是什么干支，从图 7-6"十五日"所对准的干支来看，是辛巳，可知这一日是辛巳日。如要查对八月十五日是什么干支，只要将图 7-4 中的"八月一日"移转着去对准图 7-6 的"一日"两字，按图 7-6"十五日"所对准图 7-4 的干支是甲寅日，可知这一日就是甲寅日了。所以要查全年之中任何一个月的逐日干支，只要将图 7-4 移转，将图中"某月一日"的行数去对准图 7-6 的"一日"，按着日数的顺序，很快就能知道某月某日是属什么干支。

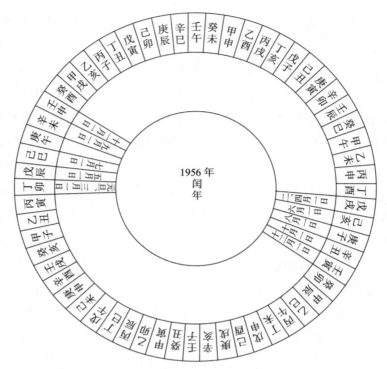

图 7-4　推算阳历逐日干支图（一）

图 7-5 是平年的图样，可以推查 1957 年全年逐日干支。用法和上述图 7-4 的用法是一样的，不过两图中排列月份的次序略有不同，这完全是由于平年和闰年相差一日的原因。

图 7-4 和图 7-5 虽是用于推查 1956 年和 1957 年逐日干支，但其实照这个图样亦可以应用在任何一年，只需将图 7-4 或图 7-5 中心圆圈另行绘制一个，先对准了当年的元旦日的干支，其余的月份也需按照图样的次序分别去对准它的干支，就可以推算出当年任何一日的干支了。不过有一点应该注意的，图中平年和闰年的月份次序排列不同，事先要分辨清楚。为了使读者易于明了，兹再举两例说明如下。

例一：1960 年（闰年）

戊子：元旦、三月一日。　　　　己未：二月一日、四月一日。

己丑：五月一日。　　　　　　　庚申：六月一日。

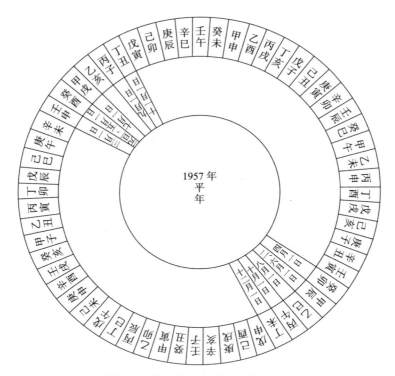

图 7-5　推算阳历逐日干支图（二）

庚寅：七月一日。　　　　　　辛酉：八月一日。

壬辰：九月一日。　　　　　　壬戌：十月一日。

癸巳：十一月一日。　　　　　癸亥：十二月一日。

　　上面的干支和图 7-4 虽是不同，而月份对准干支所排列的次序却是一样的。所以任何一个闰年，只要知道了元旦的干支，绘图时就可对准这个干支写上"元旦和三月一日"的字样，其次就在贴近元旦的第二个干支对准着写"五月一日"，第三个干支写"七月一日"，第四个干支不必写，第五个干支写"九月一日"，第六个干支写"十一月一日"。如前例，双月方面可以在"五月一日"所对冲部位的干支，写上"二月一日、四月一日"，如同上面所说，"五月一日"的干支是己丑、丑未相冲，在其对冲部位的己未日，所写的"二月一日"和"四月一日"例子一样。贴近这个干支，就对准干支顺序写"六月、八月、十月、十二月一日"等字样。只要单月和

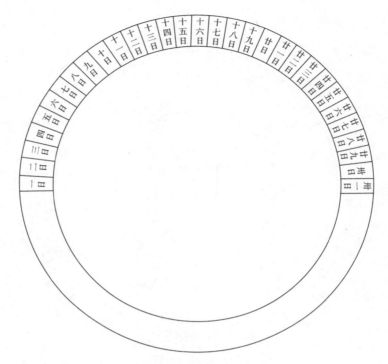

图 7-6　推算阳历逐日干支圈（三）

说明：图 7-4 和图 7-5 绘制时，必须将某月某日按图样对准着干支。图 7-6 要较图 7-4、图 7-5 路大一圈，图中的字每行亦需对准图 7-4、图 7-5 的干支。用时，将图 7-4 或图 7-5 覆盖于图 7-6 之上，中心用钉钉住，可使之自由旋转，查对每月的逐日干支

双月的顺序都按照上例而不写错，要查对当年逐日的干支就决不会错误。

例二：1958 年（平年）

戊寅：元旦、五月一日。　　　　己酉：二月一日、六月一日。

丁丑：三月一日。　　　　　　　戊申：四月一日。

己卯：七月一日。　　　　　　　庚戌：八月一日。

辛巳：九月一日。　　　　　　　辛亥：十月一日。

壬午：十一月一日。　　　　　　壬子：十二月一日。

上面月份排列的次序，和图 7-5 是相同的，但和闰年月份所排列的次序大有不同。所以要查对任何一个平年的逐日干支，可以按上面的次序，先对准元旦的干支，写上"元旦和五月一日"，在前一个干支写上"三月

一日"，在元旦后的一个干支写"七月一日"，元旦后的第二个干支不必写，第三个干支写"九月一日"，第四个干支写"十一月一日"。双月方面，在元旦干支的对冲部位写"四月一日"，如戊寅是元旦，寅申相冲，戊申就是"四月一日"，然后贴近的第二个干支写"二月一日"和"六月一日"，再依照顺序，挨次分别写"八月十月、十二月一日"，按这样的顺序写好，任何一个平年的逐日干支也就可以完全查对出来了。

至于要知道逐年元旦的干支，前面在第 6 章第四节已经说过，但那是以日干为主。如果要推查八法开穴的时间，则需将干支合并在一起，所以在计算中，应当知道当年元旦的干支。推算方法也可分为两种来说明。

推查闰年元旦的干支：阳历元旦到次年的元旦，即地球绕太阳公转一周，需时三百六十五日五小时四十八分四十六秒，按六十个干支数去计算，三百六十日，就是六个六十，每年余下的五日五时四十八分四十六秒，积四年等于二十日二十三小时十五分四秒，所以阳历每隔四年有一个闰年（多一日），而从闰年的元旦到第二个闰年的元旦相隔四年，干支数相差是二十一日，明白了这一点，计算闰年的元旦，也就很容易了。

例如 1956 年的元旦的干支是丁卯，按干支数加二十一日，到 1960 年元旦干支是戊子，再加二十一日，到 1964 年的元旦是己酉，再加二十一日，到 1968 年的元旦是庚午。像这样推算，还可以有一个简便的方法，就是天干数按顺序进一位，地支数按次序退三位。如 1956 年元旦的丁卯到 1960 年的元旦戊子，天干从丁到戊是进一位，地支由卯到子是退三位。此后由戊进一位到己，由子退三位是酉，可知 1964 年的元旦是己酉，此后天干由己进一位到庚，地支由酉退三位是午，这样天干一进，地支三退，以下各闰年元旦的干支就可以预知了。

推查平年元旦的干支：平年的元旦到第二年的元旦，干支数相差仅有五日，这是比较容易计算的，所不同的就是由闰年到平年的元旦，干支数相隔六日。

例如 1956 年是闰年，元旦是丁卯日，按干支数加上六日，1957 年的元旦即是癸酉日。此后承接的都是平年，逐年加，上五个干支，1958 年的元旦就是戊寅日，1959 年的元旦就是癸未日，再加五个干支，到 1960 年的元旦，就是戊子日。因为 1960 年是闰年，应该加六个干支，1961 年的元旦就是甲午日，此后逢平年加五日，闰年之后的一年加六日，就可以将各年的元旦干支都计算出来了。但另有一方法，也可以和闰年一样积四年加二十一日，将天干进一位，地支退三位。例如 1957 年的元旦是癸酉日，癸进一位是甲，酉退三位就是午，可知四年后的 1961 年的元旦就是甲午日。再从甲进到乙，从午退到卯，可知 1965 年的元旦是乙卯日，其后任何一个平年，都可以照这样去推算和本年相隔四年后的元旦。现在将数十年的元旦干支列表如下（表 7–17），读者只要逐年对照，就更可明了上述推算的方法了。

表 7–17　元旦干支列表

闰　年		平　年					
年份	元旦干支	年份	元旦干支	年份	元旦干支	年份	元旦干支
1956	丁卯	1957	癸酉	1958	戊寅	1959	癸未
1960	戊子	1961	甲午	1962	己亥	1963	甲辰
1964	己酉	1965	乙卯	1966	庚申	1967	乙丑
1968	庚午	1969	丙子	1970	辛巳	1971	丙戌
1972	辛卯	1973	丁酉	1974	壬寅	1975	丁未
1976	壬子	1977	戊午	1978	癸亥	1979	戊辰
1980	癸酉	1981	己卯	1982	甲申	1983	己丑
1984	甲午	1985	庚子	1986	乙巳	1987	庚戌
1988	乙卯	1989	辛酉	1990	丙寅	1991	辛未
1992	丙子	1993	壬午	1994	丁亥	1995	壬辰
1996	丁酉	1997	癸卯	1998	戊申	1999	癸丑
2000	戊午	2001	甲子	2002	己巳	2003	甲戌
2004	己卯	2005	乙酉	2006	庚寅	2007	乙未

从表 7–17 中，可以清楚看出，纵的方面，闰年到平年元旦的干支都

是相隔六日。平年到第二年的元旦的干支都是相隔五日。从横的方面看，无论闰年和平年，每相隔四年元旦的干支，相差都是二十一日。干支也都是天干进一位，地支退三位。为了要说明公元 2000 年，历法有一种特殊的规定，所以特将 2000 年以后的几年元旦也举了几个例子，使读者更为明了。因为历法规定，百年整数，免闰一年，2 月仍是二十八日和平年一样。举近数百年来说，如公元 1700 年、1800 年、1900 年、2100 年、2200 年、2300 年等闰年，是没有闰月的，从当年元旦到次年元旦的干支数，只需加五日；但能够用四除尽的如公元 1600 年、2000 年、2400 年等百年整数的闰年，二月仍应作为闰年加一日。这也就是上面表格中 2000 年到 2001 年的干支数仍应加六日的原因，也可知从现在 1956 年的闰年推算下去，逢闰年都可以加六个干支，直到 2100 年的闰年，因为又是百年的整数，才应免去一闰，2100 年到 2101 年的元旦干支，仅需加五日。以下都可仿着上述的原则，仍是照平年加五日，闰年加六日，没有变更，按此类推，所以在以下各年，不再举例。明白了这一点，千百年前或数百年后的元旦干支和当年逐日的干支，都可以推算出来，因此操作八法怎样来知道当日干支的问题也就不难解决了。

第八节　八法治病及其应取的配合穴

八脉八法所应用的八个穴位，虽是属于十二经络的孔穴；但由于八穴各自直接相通着奇经八脉，所以八穴的主治，不仅是包括十二经的病证，尤其着重于八脉的病证。而应用了八法按照八穴开阖的时间，准确地去及时诊治，古医家对于其疗效，早已极为重视。

例如《刺法启玄歌》所说：“八法神针妙，飞腾法最奇……上下交经足，疾如应手驱……用似船推舵，应如弩发机，气聚逢时散，身疼指下移……”杨继洲所编的《针灸大成》，关于八法的说明中也曾明白指出：“灵龟飞腾图有二，人莫适从，今取其效验者录之耳。”所称有效验而录之的八法，也就是本章各节所依据的内容。可是疾病的种类繁多，若操作八法：仅是限于八个穴位的运用，能适应的病证当然不能包括一切，所以在治疗中，既需遵照八法开穴的时间，也仍是需要按症状的不同去选用其他配合的穴位，相辅为用，使疗效更为显著。

八法的配合穴，主要是采取与本穴相应的交会穴，然后再选用其他的穴位相配。关于八法配合的记述，散见于古医书中是很多的，兹为了便于操作者参考，将《针灸大成》及其他古医籍所载择要分录如下。

一、公孙（乾六）

属脾经，通冲脉，主心腹五脏病，与内关主客相应。

八法

《西江月》："九种心疼涎闷，结胸翻胃难停，酒食积聚胃肠鸣，水食气疾膈病。脐痛腹疼胁胀，肠风疟疾心疼，胞衣不下血迷心，泄泻公孙立应。"

备考

《十二经治症主客原络诀》："腹膜心闷意凄怆，恶人恶火恶灯光，耳闻响动心中惕，鼻衄唇㖞疟又伤，弃衣骤步身中热，痰多足痛与疮疡，气蛊胸腿疼难止，冲阳、公孙一刺康。"

《标幽赋》："阴跷，阴维，任、冲脉，去心腹胁肋在里之疑。脾冷、胃疼，泻公孙而立愈。"

《席弘赋》："肚痛须是公孙妙。"

《兰江赋》："四日太阴宜细辨，公孙、照海一同行，再由内关施绝法。"

《胜玉歌》："脾心痛急寻公孙。"

《杂病穴法歌》："腹痛公孙、内关尔。"

凡治以下各症，必先取公孙为主，次取其他各穴应之。穴名如下。

九种心痛一切冷气：大陵、中脘、隐白。

痰膈延闷，胸中隐痛：劳宫、膻中、间使。

气膈五噎，饮食不下：膻中、足三里、太白。

脐腹胀满，食不消化：天枢、水分、内庭。

胁肋下痛，起止艰难：支沟、章门、阳陵泉。

泄泻不止，里急后重：下脘、天枢、照海。

胸中刺痛，隐隐不乐：内关、大陵、彧中。

两胁胀满，气攻疼痛：悬钟（绝骨）、章门、阳陵泉。

中满不快，反胃吐食：中脘、太白、中魁。

脘胃停痰，口吐清水：巨阙、中脘、厉兑。

胃脘停食，疼刺不已：膻中、中魁、丰隆。

呕吐痰涎，眩晕不已：中脘、足三里、解溪。

心疟，令人心内怔忡：神门、心俞、百劳。

脾疟，令人怕寒腹痛：商丘、脾俞、足三里。

肝疟，令人气色苍，恶寒发热：中封、肝俞、绝骨。

肺疟，令人心寒怕惊：列缺、肺俞、合谷。

肾疟，令人洒热，腰脊强痛：大钟、肾俞、申脉。

疟疾，大热不退：间使、百劳、绝骨。

疟疾，先寒后热：后溪、曲池、劳宫。

疟疾，先热后寒：曲池、百劳、绝骨。

疟疾，心胸疼痛：内关、上脘、大陵。

疟疾，头痛眩晕，吐痰不已：合谷、中脘、列缺。

疟疾，骨节酸痛：魄户、百劳、然谷。

疟疾，口渴不已：关冲、水沟、间使。

胃疟，令人善饥不能食：厉兑、胃俞、大都。

胆疟，令人恶寒，怕惊，睡卧不安：临泣、胆俞、期门。

黄疸，四肢俱肿，汗出染衣：至阳、百劳、腕骨、中脘、三里。

黄疸，遍身皮肤、面目、小便俱黄：脾俞、隐白、百劳、至阳、足三里、腕骨。

谷疸，食毕即心眩，心中怫郁，遍体发黄：胃俞、内庭、至阳、足三里、腕骨、阴谷。

酒疸，身目俱黄，心中痛，面发赤斑，小便亦黄：胆俞、至阳、委中、腕骨。

女痨疸，身目俱黄，发热恶寒，小便不利：关元、肾俞、至阳、然谷。

二、内关（艮八）

属心包经，通阴维脉，主心胆脾胃之病，与公孙二穴主客相应。

八法

《西江月》："中满心胸痞胀，肠鸣泄泻脱肛，食难下膈酒来伤，积块坚横胁撑。妇女胁疼心痛，结胸里急难当，伤寒不解结胸膛，疟疾内关独当。"

备考

《针灸集成》："内关主中风失志，实则心暴痛，虚则心烦惕惕，面热，目昏，支满，肘挛，久疟不已，胸满，肠痛，实则泻之，生疮灸之。"

《十二经治症主客原络诀》："三焦为疾耳中聋，喉痹咽干目肿红，耳后肘疼并出汗，脊间心后痛相从，肩背风生连膊肘，大便坚闭及遗癃，前病治之何穴愈，阳池内关法理同。"

《百症赋》："建里、内关，扫尽胸中之苦闷。"

《席弘赋》："肚痛须是公孙妙，内关相应必然瘳。"

《玉龙歌》："腹中气块痛患当，穴法宜向内关防，八法有名阴维穴，腹中之疾永安康。"

凡治以下各症，必先取内关为主，次取其他各穴应之。穴名如下。

中满不快，胃脘伤寒：中脘、大陵、足三里、膻中。

中焦痞满，两胁刺痛：支沟、章门、膻中。

脾胃虚冷，呕吐不已：中庭、中脘、气海、公孙。

脾胃气虚，心腹胀满：太白、足三里、气海、水分。

胁肋下疼，心脘刺痛：气海、行间、阳陵泉。

痞块不散，心中闷痛：大陵、中脘、三阴交。

食癥不散，人渐羸瘦：腕骨、脾俞、公孙。

食积血瘕，腹中隐痛：胃俞、行间、气海。

五积气块，血积血癖：膈俞、肝俞、大敦、照海。

肠腑虚冷，两胁疼痛：支沟、通里、章门、阳陵泉。

风壅气滞，心腹刺痛：风门、膻中、劳宫、三里。

大肠虚冷，脱肛不收：百会、命门、长强、承山。

大便难下，用力脱肛：照海、百会、支沟。

肠毒肿痛，便血不止：承山、肝俞、膈俞、长强。

五种痔疾，攻痛不已：合阳、长强、承山。

五痫等病，口中吐沫：后溪、神门、心俞、隐白。

心性呆痴，悲泣不已：通里、后溪、神门、大钟。

心惊发狂，不识亲疏：少冲、心俞、中脘、十宣。

健忘易失，言语不记：心俞、通里、少冲。

心气虚损，或歌或笑：灵道、心俞、通里。

心中惊悸，言语错乱：少海、少府、心俞、后溪。

心中虚惕，神思不安：乳根、通里、胆俞、心俞。

心惊中风，不省人事：中冲、百会、大敦。

心胆诸虚，怔忡惊悸：阴郄、心俞、通里。

心虚胆寒，四体颤掉：胆俞、通里、临泣。

三、后溪（兑七）

属小肠经，通督脉，主头面项颈病，与申脉主客相应。

八法

《西江月》："手足拘挛战掉，中风不已痫癫，头疼眼肿泪涟涟，胀膝腰背痛遍。项强伤寒不解，牙疼腮肿喉咽，手麻足麻破伤牵，盗汗后溪先砭。"

备考

《针灸集成》："后溪主痎疟寒热、目翳、鼻衄、耳聋、胸满、项强、癫痫臂肘挛急、五指尽痛。"

《千金方》："主鼻衄窒喘息不通。"

《胜玉歌》："后溪鸠尾及神门，治疗五痫立便痊。"

《肘后歌》："胁肋腿痛后溪妙。"

《通玄指要赋》："痫发癫狂兮，凭后溪而疗理。"

《百症赋》："后溪、环跳，腿疼刺而即轻……治疸消黄，谐后溪、劳宫而看……阴郄、后溪，治盗汗之多出。"

《玉龙歌》："时行疟疾最难禁，穴法由来未审明，若把后溪穴寻得，多加艾火即时轻。"

凡治以下各症，必先取主穴后溪，次取其他各穴应之。穴名如下。

手足挛急，屈伸艰难：手足三里、曲池、行间、阳陵泉。

手足俱颤，不能行步握物：阳溪、曲池、腕骨、太冲、悬钟（绝骨）、公孙、阳陵泉。

颈项强痛，不能回顾：承浆、风池、风府。

两腮颊痛红肿：大迎、颊车、合谷。

咽喉闭塞，米水不下：天突、商阳、照海、十宣。

双蛾风，喉闭不通：少商、金津、玉液、十宣。

单蛾风，喉中肿痛：关冲、天突、合谷。

偏正头风及两额角痛：列缺、合谷。

太阳紫脉：头临泣、丝竹空。

两眉角痛不已：攒竹、阳白、印堂、合谷、头维。

头目昏沉太阳痛：合谷。

头项拘急，引肩背痛：承浆、百会、肩井、中渚。

醉头风，呕吐不止，恶闻人言：涌泉、列缺、百劳、合谷。

眼赤肿痛，风泪下不已：攒竹、合谷、小骨空、临泣。

破伤风，因他事搐发，浑身发热：大敦、合谷、行间、十宣。

杨氏治症

咳嗽寒痰：列缺、涌泉、申脉、肺俞、天突、丝竹空。

头目眩晕：风池、俞门、合谷。

头项强硬：承浆、风府、风池、合谷。

牙齿疼痛：列缺、水沟、颊车、太溪、太渊、合谷。

耳不闻声：听会、商阳、少冲、中冲。

破伤风：承浆、合谷、八邪（经外奇穴）、外关、四关。

四、申脉（坎一）

属膀胱经，通阳跷脉，主四肢风邪及痈毒病，与后溪主客相应。

八法

《西江月》："腰背屈强腿痛，恶风自汗头疼，雷头赤目痛眉棱，手足麻挛臂冷。吹乳耳聋鼻衄，痫癫肢节烦憎，遍身肿满汗头淋，申脉先针有应。"

备考

《针灸集成》："主治风眩癫疾，腰脚痛，膝胻寒酸。气逆，腿足不能屈伸，妇人气血痛，脚气红肿，泻之；苦麻木无力，先泻后补。"

《杂病穴法歌》："头风目眩项揪强，申脉金门手三里。二陵二跷与二交，头项手足互相与。脚膝诸痛羡行间，三里申脉金门刺。"

《兰江赋》："申脉能除寒与热，头风偏正及心惊，耳鸣鼻衄胸中满。"

《标幽赋》："头风头痛，刺申脉与金门。"

《玉龙歌》："腿足红肿草鞋风，须把昆仑二穴攻，申脉太溪如再刺，神妙医诀起疲癃。"

凡治以下各症，必先取申脉为主，次取其他各穴应之。穴名如下。

腰背强，不可俯仰：腰俞、膏肓、委中（刺紫脉出血）。

肢节烦痛，牵引腰脚疼：肩髃、曲池、昆仑、阳陵泉。

中风，不省人事：中冲、百会、大敦、印堂、合谷。

中风不语：少商、前顶、水沟、膻中、合谷、哑门。

中风，半身瘫痪：手三里、腕骨、合谷、悬钟（绝骨）、行间、风市、三阴交。

中风偏枯，疼痛无时：悬钟（绝骨）、太渊、曲池、肩髃、三里、昆仑。

中风，四肢麻痹不仁：肘髎、上廉、鱼际、风市、膝关、三阴交。

中风，手足瘙痒，不能握物：臑会、腕骨、合谷、行间、风市、阳陵泉。

中风，口眼㖞斜，牵连不已：水沟、合谷、太渊、十宣、瞳子髎、颊车。

中风，角弓反张，眼目盲视：百会、百劳、合谷、行间、曲池、十宣、阳陵泉。

中风，口噤不开，言语謇涩：地仓（宜针透）、颊车、水沟、合谷。

腰脊项背疼痛：肾俞、水沟、肩井、委中。

腰痛起止艰难：然谷、膏肓、委中、肾俞。

足背生毒，名曰发背：内庭、侠溪、行间、委中。

手背生毒，名附筋发背：液门、中渚、合谷、外关。

手臂生毒，名曰附骨疽：天府、曲池、委中。

杨氏治症

背腰生痈：委中、侠溪、十宣、曲池、液门、内关、外关。

遍体疼痛：太渊、三里、曲池。

须髭发毒：太阳、申脉、太溪、合谷、外关。

头脑攻疮：百劳、合谷、申脉、强间、委中。

头痛难低：申脉、金门、承浆。

颈项难转：后溪、合谷、承浆。

五、临泣（巽四）

属胆经，通带脉，主四肢病，与外关主客相应。

八法

《西江月》："手足中风不举，痛麻发热拘挛，头风痛肿项腮连，眼肿赤疼头旋。齿痛耳聋咽肿，浮风瘙痒筋牵，腿痛胁胀肋肢偏，临泣针时有验。"

备考

《针灸集成》："临泣主胸满气喘，目眩心痛，缺盆中及腋下马刀疡瘰痛无常，厥逆，疟疾日西发者，淫泺胻酸，洒淅振寒，妇人月经不利，季胁支滞乳痈。"

《甲乙经》："厥四逆，喘气，满风，身汗出不清，髋髀中痛不可得行，足外皮痛，枕骨腮颔肿，目涩，身痹，又胸痹心痛不得息，痛无常处，临泣主之。"

《杂病穴法歌》"赤眼迎香出血奇，临泣太冲合谷侣。耳聋临泣与金门，合谷针后听人语。牙风面肿颊车神，合谷临泣泻不数。"

《玉龙歌》："两足有水临泣泻。"

凡治以下各症，必先取临泣为主，次取其他各穴应之。穴名如下。

足跗肿痛，久不能消：行间、申脉。

手足麻痹，不知痒痛：太冲、曲池、大陵、合谷、三里、中渚。

两足颤抖，不能移步：太冲、昆仑、阳陵泉。

两手颤抖，不能握物：曲泽、腕骨、合谷、中渚。

足趾拘挛，筋紧不开：丘墟、公孙、阳陵泉。

手指拘挛，伸缩疼痛：尺泽、阳溪、中渚、五虎。

足底发热，名曰湿热：涌泉、京骨、合谷。

足外踝红肿，名曰穿踝风：昆仑、丘墟、照海。

足跗发热，五指节痛：冲阳、侠溪、十宣。

两手发热，五指疼痛：阳池、液门、合谷。

两膝红肿疼痛，名曰鹤膝风：膝关、行间、风市、阳陵泉。

手腕起骨痛，名曰绕踝风：太渊、腕骨、大陵。

腰胯疼痛，名曰寒疝：五枢、委中、三阴交。

臂膊痛连肩背：肩井、曲池、中渚。

腿膀疼痛，名腿义风：环跳、委中、阳陵泉。

白虎历节风疼痛：肩井、三里、曲池、委中、合谷、行间。

走注游风，走四肢疼痛：天应、曲池、三里、委中。

浮风，浑身瘙痒：百会、百劳、命门。

太阳紫脉：风市、悬钟（绝骨）、水分、气海、血海、委中、曲池。

头项红肿强痛：承浆、风池、肩井、风府。

肾虚腰痛，行动艰难：肾俞、夹脊、委中。

闪挫腰痛，起止艰难：夹脊、腰俞、肾俞、委中。

虚损湿滞腰痛，行动无力：夹脊、腰俞、肾俞、委中。

诸虚百损，四肢无力：百劳、心俞、足三里、关元、膏肓。

胁下汗积，气块刺痛：章门、支沟、中脘、大陵、阳陵泉。

杨氏治症

手足拘挛：中注、尺泽、悬钟（绝骨）、八邪、阳溪、阳陵泉。

四肢走注：三里、委中、命门、天应、曲池、外关。

膝胫酸痛：行间、悬钟（绝骨）、太冲、膝眼、足三里、阳陵泉。

腿寒痹痛：四关、悬钟（绝骨）、风市、环跳、三阴交。

臂冷痹痛：肩井、曲池、外关、手三里。

百节酸痛：肩髃、魂门、悬钟（绝骨）、命门、外关。

六、外关（震三）

属三焦经，通阳维脉，主风寒筋络皮肤病，与临泣主客相应。

八法

《西江月》："肢节肿疼膝冷，四肢不遂头风，背胯内外骨筋攻，头项眉棱皆痛。手足热麻盗汗，破伤眼肿睛红，伤寒自汗表烘烘，独念外关为重。"

备考

《针灸集成》："外关主耳聋浑焞无闻，肘臂五指痛不能握，若胁肋痛者泻之。"

《标幽赋》："阳跷阳维足督带，主肩背腰腿在表之病。"

《甲乙经》："口僻禁，肘中濡濡，臂内廉痛不可及头，外关主之。"

《十二经治症主客原络诀》："包络为病手挛急，臂不能伸痛如屈，胸膺胁满腋肿平，心中憺憺面色赤，目黄喜笑不肯休，心烦心痛掌热极，良医达士细推详，大陵、外关病消释。"

《兰江赋》："伤寒在表并头痛，外关泻动自然安。"

《玉龙歌》："腹中疼痛亦难当，大陵、外关可消详。"

《杂病穴法歌》："一切风寒暑湿邪，头痛发热外关起。"

凡治以下各症，必先取外关为主，次取其他各穴应之。穴名如下。

臂膊红肿，支节酸痛：肘髎、肩髃、腕骨。

内足踝红肿，名曰绕踝风：太溪、丘墟、足临泣、昆仑。

手指关节痛，不能伸屈：阳谷、五虎、腕骨、合谷。

足趾关节痛，不能行步：内庭、太冲、昆仑。

五脏结热，吐血不已，取五脏俞并血会治之：心俞、肺俞、脾俞、肝俞、肾俞、膈俞。

六腑结热，血妄行不已，取六腑俞并血会治之：胆俞、胃俞、小肠俞、大肠俞、膀胱俞、三焦俞、膈俞。

鼻衄不止，名血妄行：少泽、心俞、膈俞、涌泉。

吐血昏晕，不省人事：肝俞、膈俞、通里、大敦。

虚损气逆，吐血不已：膏肓、膈俞、关元、肝俞。

吐血衄血，阳乘于阴，血热妄行：中冲、肝俞、膈俞、三里、三阴交。

血寒亦吐，阴乘于阳，名心肺二经呕吐：少商、心俞、神门、肺俞、膈俞、三阴交。

舌强难言及生白苔：关冲、中冲、承浆、聚泉（经外奇穴）。

重舌肿胀，热极难言：十宣、海泉、金津、玉液。

口内生疮，名枯槽风：兑端、支沟、承浆、十宣。

舌吐不收，名曰阳强：涌泉、兑端、少冲、神门。

舌缩难言，名曰阴强：心俞、膻中、海泉。

唇吻裂破，血出干痛：承浆、少商、关冲。

项生瘰疬，绕项起核，名曰蟠蛇疬：天井、风池、肘尖（经外奇穴）、缺盆、十宣。

瘰疬延生胸前，连腋下者，名曰瓜藤疬：肩井、膻中、大陵、支沟、阳陵泉。

左耳根肿核者，名曰惠袋疬：翳风、后溪、肘尖。

右耳根肿核者，名曰蜂窝疬：翳风、颊车、合谷。

耳根红肿痛：合谷、翳风、颊车。

颈项红肿不消，名曰项疽：风府、肩井、承浆。

目生翳膜，隐涩难开：晴明、合谷、肝俞、鱼尾（经外奇穴）。

风治烂眼，迎风冷泪：攒竹、丝竹空、二间、小骨空（经外奇穴）。

目风肿痛，胬肉攀睛：耳和髎、晴明、攒竹、肝俞、委中、合谷、肘尖、照海、列缺、十宣。

牙齿两颔肿痛：水沟、合谷、太溪。

上片牙痛，牙关不开：太渊、颊车、合谷、太溪。

下片牙痛，颊项红肿痛：阳溪、承浆、颊车、太溪。

耳聋，气痞疼痛：听会、肾俞、三里、翳风。

耳内或痒或鸣或痛：上关（客主人）、合谷、听会。

雷头风晕，呕吐痰涎：百会、中脘、太渊、风门。

肾虚头痛，头重不举：肾俞、百会、太溪、列缺。

痰厥头晕，头目昏沉：大敦、肝俞、百会。

头顶痛，名曰正头风：上星、百会、脑空、涌泉、合谷。

目暴赤肿疼痛：攒竹、合谷、迎香。

杨氏治症

中风拘挛：中渚、阳池、曲池、八邪。

七、列缺（离九）

属肺经，通任脉，主心腹胁肋五脏病，与照海主客相应。

八法

《西江月》："痔疟便肿泄痢，唾红溺血咳痰，牙疼喉肿小便难，心胸腹疼噎咽。产后发强不语，腰痛血疾脐寒，死胎不下膈中寒，列缺乳痈多散。"

备考

《针灸集成》："列缺主偏风口眼㖞斜，手肘痛无力，半身不遂，口噤不开，疟疾寒热烦躁，咳嗽，喉痹，呕沫，惊痫等症。"

《十二经治症主客原络歌》："阳明大肠侠鼻孔，面痛齿疼腮颊肿，生疾目黄口亦干，鼻流清涕及血涌，喉痹肩前痛莫当，大指次指为一统，合谷列缺取为奇，二穴针之居病总。"

《肘后歌》："或患伤寒热未收，牙关风壅药难投，项强反张目直视，金针用意列缺求。"

《灵光赋》："偏正头痛泻列缺。"

《兰江赋》："头部须还寻列缺，痰涎壅塞及咽喉。"

马丹阳《十二穴歌》："善疗偏头患，遍身风麻痹，痰涎频壅上，口噤不开牙。"

《席弘赋》："气刺两乳求太渊，未应之时泻列缺。"

《玉龙歌》："寒痰咳嗽更兼风，列缺二穴最可攻。"

凡治以下各症，必先取列缺为主穴，次取其他各穴应之。穴名如下。

鼻流涕臭，名曰鼻渊：曲差、上星、百会、风门、迎香。

鼻生息肉，闭塞不通：印堂、迎香、上星、风门。

伤风，面赤，发热，头痛：通里、曲池。

伤风，感寒，咳嗽，咳满：膻中、风门、合谷、风府。

伤风，四肢烦热，头痛：经渠、曲池、合谷、委中。

腹中肠痛，泻痢不已：内庭、天枢、三阴交。

赤白痢疾，腹中冷痛：水道、气海、外陵、天枢、三阴交、三里。

胸前两乳红肿痛：少泽、大陵、膻中。

乳痈肿痛，小儿吹乳：中府、膻中、少泽、大敦。

腹中寒痛，泄泻不止：天枢、中脘、关元、三阴交。

妇血积痛，败血不止：肝俞、肾俞、膈俞、三阴交。

咳嗽寒痰，胸膈闭痛：肺俞、膻中、三里。

久咳不愈，咳唾血痰：风门、太渊、膻中。

哮喘气促，痰气壅盛：丰隆、俞府、膻中、三里。

咳喘胸膈急痛：肺俞、或中、天突、三里。

哮喘气满，肺胀不得卧：俞府、风门、太渊、中府、三里、膻中。

鼻塞不知香臭：迎香、上星、风门。

鼻流清涕，腠理不密，喷嚏不止：神庭、肺俞、太渊、三里。

妇人血沥，乳汁不通：少泽、大陵、膻中、关冲。

乳头生疮，名曰妒乳：乳根、少泽、肩井、膻中。

胸中噎寒痛：大陵、内关、膻中、三里。

五瘿：项瘿之症有五，一曰石瘿，如石之硬；二曰气瘿，如绵之软；三曰血瘿，如赤脉细丝；四曰筋瘿，乃无骨；五曰肉瘿，如袋之状；此乃五瘿之形也。取穴：扶突、天突、天窗、缺盆、俞府、中府（膺俞）、膻中、合谷、十宣（出血）。

口内生疮，臭秽不可近：十宣、金津、玉液、承浆、合谷。

三焦极热，口内生疮：关冲、外关、水沟、迎香、金津、玉液、地仓。

口气冲人，臭不可近：少冲、通里、水沟、十宣、金津、玉液。

冒暑大热，霍乱吐泻：委中、百劳、中脘、曲池、十宣、三里、合谷。

中暑自热，小便不利：阴谷、百劳、中脘、委中、气海、阴陵泉。

小儿急惊风，手足搐搦：印堂、百会、水沟、中冲、大敦、太冲、合谷。

小儿慢惊风，目直视，手足搐，口吐沫：大敦、脾俞、百会、上星、水沟。

消浊：三消其症不同，消脾、消胃、消肾。《内经》云："胃府虚，食斗不能充饥，肾脏渴，饮百杯不能止渴，及房劳不能称心意，此为三消也。乃土燥承渴，不能克化，故成此病。"取穴：水沟、公孙、脾俞、中脘、关冲、照海（治饮不止渴）、太溪（治房劳不称心）、足三里（治食不充饥）。

黑痧，腹痛，头疼，发热，恶寒，腰背强痛，不得睡卧：百劳、天府、委中、十宣。

白痧，腹痛吐泻，四肢厥冷，十指甲黑，不得睡卧：大陵、百劳、大敦、十宣。

黑白痧，头疼发汗，口渴，大肠泄泻，恶寒，四肢厥冷，名曰绞肠痧，或肠鸣腹响：委中、膻中、百会、关元、大敦、窍阴、十宣。

杨氏治症

血迷、血晕：水沟。

胸膈痞结：涌泉、少商、膻中、内关。

脐腹疼痛：膻中、大敦、中府、少泽、太渊、三阴交。

心中烦闷：阴陵泉、内关。

耳内蝉鸣：少冲、听会、中冲、商阳。

鼻流浊污：上星、内关、列缺、曲池、合谷。

伤寒发热：曲差、内关、经渠、合谷。

八、照海（坤宝）

属肾经，通阴跷脉，主脏腑病，与列缺主客相应。

八法

《西江月》："喉塞小便淋涩，膀胱气痛肠鸣，食黄酒积腹脐并，呕泻胃翻便紧。产后昏迷积块，肠风下血常频，膈中快气气核侵，照海有功必定。"

备考

《针灸集成》："照海主咽干呕吐，四肢懈惰，嗜卧，善悲，大风偏枯，半身不遂，久疟，卒疝，腹中气痛，阴挺出，月水不调。"

《通玄指要赋》："四肢之懈惰，凭照海以消除。"

《席弘赋》："若是七疝小腹痛，照海阴交曲泉针……咽喉最急先百会，太冲照海及阴交。"

《百症赋》："大敦、照海，患寒疝而善蠲。"

《兰江赋》："口噤喉风针照海。""四日太阴宜细辨，公孙照海一同行，再用内关施绝法。"

《玉龙歌》："大便闭结不能通，照海分明在足中。"

凡治以下各症，必先取照海为主，次取其他各穴应之。穴名如下。

小便淋涩不通：阴陵泉、三阴交、关冲、合谷。

小便冷痛，小便频数：气海、关元、肾俞、三阴交。

膀胱七疝、奔豚等：大敦、关元、三阴交、涌泉、章门、大陵。

偏坠木肾，肿大如升：大敦、曲泉、然谷、三阴交、归来、阑门（经外奇穴）、膀胱俞、肾俞。

乳弦疝气，发时冲心痛：带脉、涌泉、太溪、大敦。

小便淋血不止，阴器痛：阴谷、浦泉、三阴交。

遗精白浊，小便频数：关元、白环俞、太溪、三阴交。

夜梦鬼交，遗精不禁：中极、膏肓、心俞、然谷、肾俞。

妇人难产，子掬母心，不能下，胎衣不去：巨阙、合谷、三阴交、至阴（灸效）。

女人大便不通：申脉、阴陵泉、三阴交、太溪。

妇人产后脐腹痛，恶露不已：水分、关元、膏肓、三阴交。

妇人脾气，血蛊，水蛊，气蛊，石蛊：膻中、水分（治水）、关元、气海、三里、行间（治血）、公孙（治气）、内庭（治石）、支沟、三阴交。

女人血分，单腹气喘：下脘、膻中、气海、三里、行间。

女人血气劳倦，五心烦热，肢体皆痛，头目昏沉：肾俞、百会、膏肓、曲池、合谷、悬钟（绝骨）。

老人虚损，手足转筋，不能转动：承山、阳陵泉、临泣、太冲、尺泽、合谷。

霍乱吐泻，手足转筋：京骨、三里、承山、曲池、腕骨、尺泽、阳陵泉。

寒湿脚气，发热大痛：太冲、委中、三阴交。

肾虚脚气，红肿大热不退：气冲、太溪、公孙、三阴交、血海、委中。

干脚气，膝头并内踝及五指疼痛：膝关、昆仑、悬钟（绝骨）、委中、阳陵泉、三阴交。

浑身胀满，水肿生水：气海、足三里、曲池、合谷、内庭、行间、三阴交。

心腹胀大如盆：中脘、膻中、水分、三阴交。

单腹臌胀，气喘不息：膻中、气海、水分、足三里、行间、三阴交。

四肢面目，水肿不退：水沟、合谷、足三里、临泣、曲池、三阴交。

妇人虚损，形瘦，赤白带下：百劳、肾俞、关元、三阴交。

女人经水正行，头晕小腹痛：阳交、内庭、合谷。

室女月水不调，脐腹疼痛：肾俞、三阴交、关元。

妇人产难，不能分娩：合谷、三阴交、独阴（经外奇穴）。

杨氏治症

气血两臌：行间、关元、水分、公孙、气海、临泣。

五心烦热：内关、涌泉、十宣、大陵、合谷、四花（经外奇穴）。

气攻胸痛：通里、大陵。

心内怔忡：心俞、内关、神门。

咽喉闭塞：少商、风池、照海。

虚阳自脱：心俞、然谷、肾俞、中极、三阴交。

小　结

(1) 灵龟八法是以奇经八脉为主，依据着气血流注开阖去按时取穴的一种法则。它的取穴方式虽与子午流注不同，但在临床的实践方面，常常是可以和子午流注相辅为用的。所谓八脉的名称，原是由于其部位和性质或作用各自不同而定的。在十二经之中有着八个穴位，分别与八脉相联系，即肺经的列缺通任脉，小肠经的后溪通督脉，脾经的公孙通冲脉，胆经的临泣通带脉，膀胱经的申脉通阳跷，肾经的照海通阴跷，三焦经的外关通阳维，心包经的内关通阴维，也是灵龟八法治病的主穴。

(2) 八卦的哲学，原是古代自发的原始辨证法，几千年来曾被广泛应用在医学方面。八法就是以这套哲学为基础，将八个穴位分配着八卦，按其中的阴阳演变，产生了按时取穴的规律。所以八脉八穴都有一个八卦的数字代表，这些数字的位置有着深长的意义，可以发展出许多变化，将它们错综地相加相乘起来，也都可以得到一个统一的答数。这也说明了八法虽用许多数字去反复演变，但其所代表八穴的开阖关系，仍有着完整的系统性。

(3) 奇经八脉与其相通的八个穴位，有着相互联系而交会的规律，即公孙与内关，临泣与外关，后溪与申脉，列缺与照海。此种相互的交会都有一定的缘由，一方面是因两脉的走向有着类似之处，同时按其所配合八卦的部位，分出阴阳盛衰的关系而两相交会；另一方面，又因相交会的两穴，它的部位必是一穴在手，一穴在足，像这样的配穴，应用在临床上也可以获得更显著的疗效。

(4) 八法的开阖注重于数字的计算，也就是每日日时的干支都有一个代表的数字，通过加减乘除的算术，才能计算出所开的是某穴，所以对代表日时的干支数必须熟记，而这些数字的由来，也是有其依据的。代表日的数字，是以五行生成数中的成数，即将七、八、九、十四个数字用来分别去配合每一个干支。代表时的数字是按干支的顺序，天干逢五相合，地支逢六相冲，从阴阳的盛衰挨次顺数到老阳的九，使每个干支都能得到一个代表的数字。明白了这些日时的干支数，就可以看出八法的按时开穴，在计算方面比子午流注法更为复杂。

(5) 推算八法开穴的方法，是将代表日时干支的四个数字相加，然后按阳日除九、阴日除六的公式，去除干支的和数，余数是八卦所分配的每穴的数字，也就是代表了当时所开的穴位。如果和数是除尽的，阳日作九计算，所开的都是列缺穴；阴日作六计算，所开的都是公孙穴。而子午流注法，有阳日阳时取阳穴、阴日阴时取阴穴的原则，但在八法中并没有这样的规定，任何一日的十二个时辰，都可以按照公式去推算出一个穴位，按时进行针治。

(6) 操作八法的手技，原无特殊的规定，但对于补泻迎随的作用必须能够妥善地掌握，因为这是决定疗效的重要环节。在选用穴位时，应采用八穴所交会的配穴，左针右病，右针左病，成上下相应的取穴，更可获得显著的反射作用和诱导作用。但在选定了八法开穴的时间后，要有适当的配穴，怎样能够使针下得气，也是决定疗效的一个主因。所以进针后，感应的强弱和放散的远近，技术操作的熟练和针具的粗细，尤其取穴是否准确，对疗效都有着很大的关系。

(7) 八法推算开穴的时间，必须知道当日的干支。因为阳历每年大小月的日数是固定的，用之去配合六十个干支，仍是很容易推算，只要预先知道当年元旦的干支，并按照大小月的差数，分别算出每一个月第一日的干支，制成一种简单的图样，就可以将任何一年的逐日干支很快推算出来；而且每一年的元旦到次年的元旦，干支的距离也都是固定的，即平年增加五日，闰年增加六日，积四年增加二十一日。掌握了这一点，操作八法时怎样来知道当日的干支问题，也就很容易解决了。

(8) 疾病的种类繁多，操作八法仅是运用了八个穴位，所适应的病证，当然不能包括一切。所以在治疗中，按照八法开穴的时间，选用了主穴或与其相应的交会穴之后，也需要按症状的不同去选取其他的配穴，相辅为用，这样就可使疗效更为显著。

第8章 实验子午流注法的临床观察

第一节 子午流注法治病功效实例

子午流注法在针灸治疗中的显著疗效，不仅为历代医家所推崇，直到现在，其所具有的一定实用价值，还是不容忽视。我们从曾经实践子午流注古法的验案中，就不难认识到运用此一古法所获得的成果。例如重庆第一医院吴棹仙院长，行医已有四十余年，曾将子午流注环周图献给毛主席，并根据他的经验说："子午流注环周图，是我多年来用针灸治病的一种方法。子午流注法是《灵枢》第二篇的一种方法，扁鹊引用作了《子午经》，便于十日之推算，增加心脏五穴，共为六十六穴。子至午为阳，阳日阳时取阳穴；午至子为阴，阴日阴时取阴穴。脏腑的病，按时取治，其效甚捷。《内经》上说：'知其往来，要与之期''为虚为实，若得若失'就是说，凡用针之先，必详病之虚实，不能错误地用针……这是用针不知阴阳虚实的害处。我按子午流注法用针以来，从来未发现过患者有休克的现象，疗效也佳。"（见1956年2月10日《健康报》）另一方面，在我们所举的几个治疗实例中，也可以证明这一点。这几个实验病例，虽然还不能够充分证明子午流注古法的异常疗效，但作为临床观察的点滴经验报道，其中的一些成果，还是值得注意的。

病例 1

杭某，男，33岁，农民。

症状：左脚踝淋巴腺炎，已有一个半月，浮红肿胀，知觉不正常，曾

203

注射青霉素等药未见效。

治疗：第一诊，1956年10月17日，是丁日酉时，针脾经荥穴大都，配穴阴陵泉、阳陵泉、足三里、三阴交、悬钟（绝骨）、太冲、承山、昆仑。第二诊，10月19日，是己日巳时，针脾经经穴商丘，并补胃经母穴解溪，配穴阴陵泉、足三里、三阴交、承山。经以上两次针后即痊愈。

按：笔者曾针治一般淋巴腺炎，奏效大多需五六次以上，杭某收效之速，前所未有。

病例2

王某，男，53岁，蚕种制造场工人。

症状：右膝内侧酸痛，持续月余后，疼痛益剧，曾服药和注射均未见效。

治疗：第一诊，1956年10月27日，是丁日辰时，针胆经合穴阳陵泉，荥穴侠溪，配穴曲泉、膝关、地机。第二诊，10月29日，是己日巳时，针脾经经穴商丘，并补胃经母穴解溪，配穴曲泉、膝关。第一次针后病去其半，两次即告痊愈。

按：笔者曾治疗同样的病，未用子午流注按时针治，疗效无此显著而迅速。

病例3

吴某，男，30岁，农民。

症状：胃痉挛，胃部剧痛，数日或数月发作一次，已有多年。每发时胃部如钻如刺，针灸亦不能一时止痛，非注射吗啡不可，普通止痛药品均难收效。

治疗：1956年11月6日，是丁日酉时，针脾经荥穴大都，配穴中脘、梁门、内关、足三里、胃俞。针后十分钟内剧痛全止。

按：笔者曾治一般胃痉挛，虽用留针法而能减痛，但未有如此之速效。但另有几个同样的胃痉挛患者，亦曾用子午流注法，按时针阳陵泉、侠溪、商阳、阳溪等穴，其效果均不如本病例显著，这是按时定经的关系。

病例 4

张某，男，73 岁，农民。

症状：疝气已患十余年，过度劳作则发，病状日增，痛不可忍，需用热水熏洗，方能稍减。过去曾用针灸治疗多次，均不能立愈。

治疗：1956 年 10 月 25 日，是乙日酉时，针肝经的井穴大敦，配穴：中极、曲泉、太冲、独阴。针一次后，其痛即止。

按：如不属肝经的子午流注穴，则试用的效果较差。

病例 5

赵某，男，60 岁，农民。

症状：右肋间乳下时作疼痛已十余年，每当发时，曾用针灸疗法，需针治多次，至少一星期方能逐渐减痛。

治疗：1956 年 10 月 9 日，是己日辰时，针三焦经经穴支沟，并针灸压痛点阳陵泉，一次而愈。

按：普通针治一般肋间神经痛，不按流注时间针支沟、阳陵泉穴，笔者曾试用数次，亦可治愈，但一次治愈者，则未有之。

病例 6

汤某，男，26 岁，居民区干部。

症状：16 岁时患遗精，每周多则四五次。20 岁时又患空洞性肺结核，从此常有耳鸣、腰酸、肩疼、背寒、四肢无力，面色萎黄。1956 年入夏后，体力更形衰弱，贫血。经针灸二三十次后，遗精已止，自觉走路有力，但食量迄未增进。

治疗：第一诊，1956 年 12 月 2 日，是癸日午时，针胃经井穴厉兑，加刺太渊。针后回家，见食贪馋，睡眠延长。第二诊，12月4日，是乙日巳时，刺胃经母穴解溪，脾经子穴商丘，加刺尺泽。针后情况与初次相同，胃健安睡，且在第二日（12月5日）中午食量大增，吃了干饭两大碗，蹄膀一大碗。第三诊，12月6日，是丁日申时，针胃经经穴解溪，加刺少冲、膏肓。针后效果，与前两次相同，食欲增进，睡眠已入正常。

病例7

张某，女，45岁。

症状：患者向有心胃气痛。于1955年10月，因病卧床不起，日久竟致右半身不遂。曾针治四个月，渐可起床，扶杖缓行。1956年夏季起，再连续针治二十余次，略有进步，睡眠时身体可转侧，患手亦能随身转动，但步行仍甚缓慢，不能多走，出外往返均需乘车。

治疗：第一诊，1956年12月1日，是壬日未时，先针心经井穴少冲，小肠经子穴小海，加刺阳陵泉、曲池、太渊。第二诊，12月3日，是甲日未时，先针肺经合穴尺泽，加刺阳陵泉、曲泉。第三诊，12月5日，是丙日未时，先针肝经俞穴太冲，心经母穴少冲，加刺曲池。据云第一次针后，出诊所已可步行百余间门面，才坐车回家。第二次针后亦然。第三次针后步行自如，走了半小时多的路，回返家中，并不感觉疲劳。

病例8

张某，男，38岁，店员。

症状：身高体肥，素有原发性高血压。3年前患过癔症，经中西医及针灸长期治疗后症状逐渐减轻。1956年夏间已可复工，但自入冬后，又觉每日下午三时左右必发头昏，耳鸣如雷，左耳尤甚，且感觉过敏，惊恐不宁，体内亦觉到处颤动，睡眠中常有惊跳现象。

治疗：第一诊，1956年12月1日，是壬日巳时，此时患者血压为174/107毫米汞柱，脉搏为92次/分，关脉弦硬，先针胃经母穴解溪，脾经子穴商丘，再刺风池、足三里。次日告睡眠进步，梦境减少，耳鸣、惊恐均轻减，每日必发之头昏未曾发作。第二诊，12 月 2 日，是癸日巳时，此时患者血压为 160/100 毫米汞柱，脉搏为 83 次 / 分，左关之脉转软，先针心包经俞穴大陵，加刺行间。针后复量血压为 144/87 毫米汞柱，已有显著降低，患者甚觉愉快。患者亲笔录下血压差，旋即乘车返沪。

病例 9

徐某，女，53 岁。

症状：患慢性胃炎已十余年，最近复得感冒。

治疗：第一诊，1956 年 12 月 1 日，是壬日午时，先针三焦经俞穴中渚，加刺风门。第二诊，12 月 3 日，是甲日巳时，先针脾经经穴商丘，加刺合谷。据患者云每次针后，鼻塞顿然畅通，打喷嚏、流清水、声哑等现象均已减轻。

病例 10

沙某，女，53 岁。

症状：30 岁时左膝患关节炎，曾将髌骨截除。1951 年续得中风病，致左半身全部瘫痪，手臂紧贴胁肋不能举动，手指亦屈不能伸，呼吸急促，言语不如意，声调模糊，颜面每日潮红，即在冬季，面部亦需挥扇，大便干结，白带多。卧床不起已四年余矣，有时想要勉强坐起，必须人扶，或欲稍稍走动，亦需人先将左足踇趾紧捺二十余分钟，压平后始能着地，由人挽并扶杖缓缓移步，但至多仅能在房内绕行一圈。1955 年冬季，经针灸治疗数十次后，至 1956 年 11 月间，左手拇指、示指已能屈伸，肩膊亦略可举动，并能扶杖单独在室内行走，由绕行两圈逐渐增加，至多已可达十四圈。

治疗：第一诊，1956 年 12 月 11 日，是壬日未时，先针心经井穴少冲，加刺太溪、肝俞、外关。第二诊，12 月 13 日，是甲日午时，先针心经子穴神门，加刺太溪、心俞。据云初次针后，由原可行走十四圈，突然增至能走十八圈，收效之速，与前必须经十日或一个月方能增加一二圈之程度显有不同。而两次针后，血压现已降至 138/89 毫米汞柱，患者谓在未病前，亦未有如此正常之血压。现在走十八圈，也并无以前走两三圈之感到气短吃力。

病例 11

花某，男，43 岁，建筑工人。

症状：1955 年 12 月 16 日，因工作过度疲劳，突然晕倒不起，从此右半身瘫痪。头顶右侧前后胀痛，右足趾触物时，头顶更觉剧痛。面部强急，右边牙齿不能咀嚼。右侧颈项、胸背、腰臀各部均强直疼痛。右手不能举动，自肘至腕冷如冰雪。右股内外肌肉削缩，膝下经常强急，全无运动能力，足趾不生爪甲。吃下任何食物时，手足及背部必感有热气自上而下游动。经过中西医及针灸治疗将一年，均无显著效果。

治疗：第一诊，1956 年 12 月 11 日，是壬日酉时，针脾经荥穴大都，加刺曲泉、合谷。第二诊，12 月 16 日，是丁日酉时，针脾经荥穴大都，加刺曲泉、大肠俞、右颊车、右风池、两内关。初诊入针后，即听患者惊讶地说："全身舒服，各处病痛好像都没有了。"但约过一刻钟，仍复原状。至次日手足转温暖，食后热气上下游动感觉亦已减轻，其余各症从此均见有好转。二诊时在刺入左右大都穴后，患者即说："右第一肋骨外端及胁胸胀强之感均已消失。"针曲泉时，据患者说："右胸部亦已软平。"

按：患者先后针治百余次，服药百余剂，据云未有如此次针治之收效大而迅速。

病例 12

钟某，女，53 岁，居民干部。

症状：患高血压已十余年，曾长期服用西药，未能根治。1956 年春季，施行针灸治疗，配服中药，血压暂得降低，但相隔二十日或一两个月，血压仍然增高，有时竟达 260/130 毫米汞柱，头目晕眩，惊恐不安，必须连续针治及休养月余后，始可渐见恢复。1956 年 12 月 11 日上午，旧病重发，突又昏晕，左侧头项部震跳不已，当时血压为 220/124 毫米汞柱。

治疗：第一诊，1956 年 12 月 11 日，是壬日未时，患者脉搏为 88 次 / 分，血压为 216/126 毫米汞柱，先针心经井穴少冲，加刺肝俞、太冲。第二诊，12 月 14 日，是乙日酉时，患者脉搏为 79 次 / 分，血压为 160/90 毫米汞柱，先针肝经井穴大敦，加刺间使。第三诊，12 月 15 日，是丙日未时，患者脉搏为 77 次 / 分，血压为 158/88 毫米汞柱，先针肝经俞穴太冲，加刺肝俞、合谷。初诊后，左侧颞颥部震跳大减，服安眠药一片即能酣睡。二诊、三诊后，精神转佳，于 12 月 17 日续量血压为 158/84 毫米汞柱。据患者说，此次针治确与过去针灸治疗的效果不同。以前发病一次，虽经治疗，仍需卧床多日，并服加倍之药片，始能入睡。此次于初诊后，次晨即能起床，数日来均能安睡。仅经三次针治，竟能使血压降低 60 余毫米汞柱，其效果为以前所未有。

病例 13

徐某，男，62 岁，建筑工人。

症状：自 1951 年以来，先后患气管炎，高血压，右膝至足趾部麻木厥冷，终年不暖。数年来虽迭经治疗，但效果甚微。不分寒暑，血压常在 200/94 毫米汞柱上下，而气管炎亦仍不时发作，喘咳多痰，每因剧咳而不能入睡。1956 年入冬后，更见血压增高，气喘加剧。

治疗：第一诊，1956 年 12 月 16 日，是丁日辰时，患者血压为 220/96 毫米汞柱，脉搏为 88 次 / 分，脉弦，每两三跳一停。先针胆经合穴阳陵泉，荥穴侠溪，加补鱼际。在阳陵泉、侠溪起针后，患者即谓多年不暖之右膝至足趾一段顿觉温暖。第二诊，12 月 18 日，是己日未时，患者脉搏为 75 次 / 分，律齐，血压为 160/76 毫米汞柱，先针肺经合穴尺泽，加刺悬钟（绝骨）。经两次针治后，血压显著下降，喘急亦平，病足恢复温暖，与常人无异。

第二节　十二经分配十二时治病功效实例

十二经气血流注，配合一日中十二个时辰，按时取穴的针灸疗法（详见第4章第二节及第5章第三节），以一经配合一个时辰，每日是固定的，如寅时气血灌注肺经，卯时大肠经，辰时胃经，巳时脾经，午时心经，未时小肠经，申时膀胱经，酉时肾经，戌时心包经，亥时三焦经，子时胆经，丑时肝经。按照这样的流注情况，在每一时辰内，迎而夺之，而以治疗有关该经的实证，到了下一个时辰，随而济之，可以治疗该经的虚证。这是运用上一个比较单纯的方法，在时间和取穴方面，虽不如子午流注那样错综复杂，但在临床上特殊的疗效，如鼓应桴，仍是值得我们注意的。从以下所举的几个实验病例中，可见这一古法的功用，确也有使我们进一步研究的价值。

病例 14

杜某，男，10岁。

症状：患心口痛，日夜不息，痛时颜面青紫，四肢厥冷，反张其身，终日背屈含胸。经过4次诊治后，痛已大减，唯至每夜丑时仍更痛。

治疗：按古法以丑时为气血灌注肝经之时，试在肝经中施治，以爪甲审切肝经的太冲穴，患者觉得痛势稍减，即以针刺入太冲穴，泻3次后立愈。

按：在治疗的时候，曾先后针刺心经穴位4次，每次虽见效果，痛为大减，但终未得根治。因此体会到的特征表现在每夜丑时必有剧痛之情况，联系了丑时为血气流注于肝经的说法，从肝经去寻其根源。刺太冲穴后其病果然痊愈，可见丑时与肝经之密切关系，否则刺肝经的太冲，必不易获此显著之疗效，而立愈心痛的。

病例 15

吕某，男，32岁。

症状：患面黄水肿（俗称为黄肿痛，又曰水积）已有年余，心馁而悸，两脚背麻木，脚肚 ① 胀痛。

治疗：午时针脾经俞原太白，胃之络穴丰隆，以"原络主客配合"大补之。太白补一次，心悸较前好转。唯心口发胀，知其有邪，泻一次，胀即松，再泻，胀消而舒畅。乃仍用补法，补一次而心悸减轻，不复如前之发胀矣。续补一次，又感好些，再补一次更好，又加补一次，则心悸痊愈。改针解溪，入针即觉气上行，补一次而麻减，再补一次而麻止。即脚肚发胀亦得全消。

按：古法以巳时为气血流注于脾经，凡虚证随而济之，应在午时补脾，午时亦为气血由脾经流注于心经之时，补脾则脾旺，注心之气亦旺。此证因脾伤而泄心气，以致贫血而心悸。按时针刺脾胃经原络，主客配合，补虚以泻邪，故脾得补而心悸愈。午时补脾经之功效及脾经与心经气血轮流灌注之关系，从此可以了解。

病例 16

王某，男，43 岁。

症状：在一个半月前，因患肠风泄血，洞泻百余次，失血过多，以致唇白面黄，心胆衰弱，行路心悸头晕，坐时急起亦晕，走则气喘，夜睡时一旦脚筋发麻，即全夜失眠，已有半月未能合眼矣。

治疗：按午时气血流注心经，补之应在未时，故特在未时针左少冲（心经井穴），补 4 次。再在申时补与心经相表里之小肠经，取小肠经俞穴后溪，又补 4 次。

效验观察：在未时于少冲入针后，觉胃中欲吐，补一次，欲吐之状止而思睡，续补一次，头觉清爽，即颓然垂头而睡意非常浓厚，促醒再进行补针一次，欲眠已甚，即出针，令睡一小时。至申时再针后溪穴，针时则又低头瞌睡于案上。是夜上床即酣睡，一觉直到天明，足亦不麻，从此痊愈。

---

① 脚肚：疑为腿肚。

病例 17

司某，女，56岁。

症状：多年心脏衰弱，日夜心悸甚剧，如喝开水后，衣外亦能见到明显的心尖冲动，神疲，肢软甚。

治疗：在未时补心，针右少冲穴，连补三次。每补一次，则心悸少减，待补针毕，病已愈十分之八九矣。

病例 18

刘某，男，32岁。

症状：全身发热并酸痛，在每日午后两三时（未时）即发，到天黑时则酸痛皆止，声音嘶哑，已有两个月。

治疗：根据该病的发作酸痛时间为未时，乃气血灌注于小肠经的时候，俞穴主治体重节痛，故在未时取小肠经的俞穴后溪，连续行泻法三次。再配合以肺经的俞穴太渊，先行补法三次，后又行泻法二次，治其声嘶，并加针大椎穴，先补后泻，去其陈寒。患者隔两三日来复诊时，据云全身酸痛已愈十分之六，当如前法，再针治一次，其病痊愈。

病例 19

舒某，男，63岁。

症状：年老体衰，耳鸣不休，如闻机声然。

治疗：按酉时气血灌注肾经，随而济之，补肾应在戌时，故择在戌时针复溜右穴，入针即觉气上行。行补法一次，耳鸣较松，再行大补法三次，据称右耳鸣已愈十之六七。续针左足之飞扬，行补针一次，左耳鸣减，又补三次，双耳鸣声更轻，竟已愈十分之八九矣。

按：此人前次曾因补肾而发现耳鸣减轻，但仅隔三小时复鸣如故，此次按时补肾，经半月后始渐复鸣。按时与不按时之补，同一治法，而效果则大有不同，其事实如此。

病例 20

王某，男，55 岁。

症状：1955 年曾患左上膊神经痛，经针灸治愈。1956 年 10 月间又复发，针灸数次未效。现觉左臂肘鹰嘴突起处疼痛，并牵引至腕部，同时又患全身瘙痒症。

治疗：1956 年 12 月 17 日，是戊日未时，按古义未时气血灌注小肠经，乃先针小肠经合穴小海（左穴），加刺左支正、左阳池，用中刺激手法，针后续在该三穴行药条灸，再于血海灸五壮。经此次针灸后，臂痛立愈，全身瘙痒感亦完全消失。

病例 21

谢某，女，55 岁。

症状：左手腕关节被自行车撞伤，后肘骨鹰嘴突起处及小指与环指（无名指）两端肿痛甚剧，手不能举，略动即酸痛难忍，并稍有寒热，时时出虚汗。

治疗：第一次，1956 年 12 月 12 日，是癸日未时，先刺心经母穴少冲，小肠经子穴小海，加刺合谷。第二次，12 月 14 日，是乙日未时，仍刺心经母穴少冲，小肠经子穴小海，加刺左右外关、极泉。据患者云：初诊后，在当日下午七时左右，左小指及腕关节已能屈伸，次晨即能高举，手背及肘尖以下红肿均告消退。第二次针后，隔了一日，皆已痊愈。

病例 22

袁某，女，23 岁。

症状：月经失常已四五年，身体日见瘦弱，精神萎靡，食欲不振，白带甚多，时觉头晕目眩，有时坐在凳上也要晕倒，如劳动稍久，发生喘急、足麻。

治疗：第一次，1956 年 12 月 12 日，是癸日未时。患者脉搏为 90 次/

分，心肾脉弱，血压为 92/50 毫米汞柱，舌苔淡白滑嫩，听诊左肺音低弱。先补心经母穴少冲，加刺太溪。在少冲出针后，头晕顿觉减轻。刺入太溪不满一分钟，患者即谓眼已不花，亦已不觉头晕。第二次，12 月 13 日，是甲日午时。患者脉搏为 86 次 / 分，心脉略强，肾脉仍濡，血压为 72/58 毫米汞柱。先针心经子穴神门，再刺大都。二诊后已无眩晕现象，精神转佳。

第三节　八脉八法治病功效实例

前面在第 7 章所介绍的八脉八法，和子午流注有着相辅为用的功效，尤其是八法所运用的八个穴位相互配合的作用，如公孙配内关，列缺配照海，临泣配外关，后溪配申脉，或申脉与后溪相配，外关与临泣相配，照海与列缺相配，内关与公孙相配，像这样在四肢的上下配合取穴，在治疗中的效果，必将更为显著。为了说明这一点，兹举出两则特效的验案如下，可见八法在针灸治疗中的价值，是值得注意的。从这两个实例，更可说明施针的手法和运用得是否适当，对于治疗效果有很大关系。

病例 23

黄某，男，48 岁。

症状：大病已经两个月，并发咳嗽，咳时两乳上作痛，痰多壅，已有三日不能进食，不得安眠，体瘦弱如柴，小便自遗不知，大便泻，发热，谵语，舌苔黄厚，气短促，自汗，脉搏为 120 次 / 分，胸中结，气喘，面水肿，症已危殆。

治法：先灸天突、胸中三行诸穴各一火，气海、关元、太溪、足三里、三阴交、天枢、神阙、中脘、太渊、肺俞、风门、大椎、百会、脾俞、胃俞、百劳、昆仑、肾俞、内庭、公孙、内关，各三火。针内关、公孙、丰隆，各泻三次。

效果：此症本已虚极，奄奄一息，根据古人针实不针虚的定法，当然不可贸然用针，故先用灸治之法补其本虚，使其精神兴奋，而后再针。先泻丰隆，次泻内关，乃觉得胸中舒畅。续针与内关相配合之公孙穴，待公孙泻毕，精神更好，胸前之阻塞情况顿然畅通，气喘大减，言语亦较有精神。过一小时，即能进食，是夜就不喘而安枕席矣。一觉直到天明，热亦退去，次日面肿消失，而能食物如常。

病例 24

高某，男，24 岁。

症状：左肋下脾大，约 12.7 厘米（五英寸）宽，横串至脐上，胃脘与胸口结着，不时发生剧痛。痛剧时人竟晕去，并觉有热气上攻头部，头则发晕。耳内溃脓，记忆力完全丧失。在平时说话或行路，有忽然窒息现象，必须镇静休息几分钟后才能平复。项后强而发胀，目亦作胀感，气喘，颜面经常紫红色，两足麻木。

治法：针内关，行泻法五次；公孙，行泻法七次；章门，行泻法四次。灸脾俞、胃俞、膈俞、肺俞、足三里、涌泉，各三火。先灸后针。在针章门时进针后，刮针柄即觉有热气由章门冲至胸部，可知胸部结痛之病因在脾，经泻法一次气渐消退，再泻一次热气消尽，复又将针提插之，又觉另有气冲上现象，一泻则又消去，此时颜面紫红色即退，但忽觉在腰部有热气上冲背部现象，即行留针。待将内关与公孙同时进针后，复感章门部有热气上冲胸部感觉，直至后脑发热。内关穴行泻法四次，其热渐退。须臾，胸部又发热，再于内关与公孙同时行泻法，其热又退。如此留针时间很长。治毕出针，肋下肿胀消退，而呼吸等均畅快多矣。

效果：在针治之后二三日内，浑身发热发痒，其邪往外发泄，胸部结痛、晕倒等症告痊，脾脏之肿亦消，足麻、面紫、气喘诸症状均告完全平复。

后　记

1. 本书介绍了针灸疗法中按时取穴的几种古法，将错综复杂的子午流注、八脉八法以及十二经分配十二时取穴治病的古典针术，从理论的分析到实践的运用操作，都做了全面的说明。

2. 通过前面所举的几个病例的治疗实践，确切地证明了中医学有其丰富的内容。像这几种含意深奥的针灸古法，在理论上虽还不能做出完全符合科学原则的解释，但仍是值得我们继承下来加以整理和深入钻研的。

3. 前述这些病例，都有比较长的病程，大部分从前都经过各种治疗，未见收效，因此也说明了按时取穴的古法有治程短、作用大、收效快种种优点，其价值诚不可漠视。我们如果进一步加以研究、推广和实践，相信一定能够继续不断地获得更好的经验。

4. 按时取穴的针法，除必须注重时间的条件之外，其他方面全和一般的针灸疗法相同，每一位针灸医师都可以按图操作，不需要再经过专门的学习。不过应该特别注意的是，在治疗的过程中，手法的运用，尤其是补泻迎随是否适当，是对疗效有着决定性的重要环节，同时在选择配穴方面，操作者必须灵活掌握，才能获得相辅为用的功效。因为子午流注所应用的穴位仅有六十六个，八法也仅选用了八个穴位，单用少数的刺激点，并不完全能适应于一切疾病的治疗，遇到复杂的病证，仍应适当配合其他穴位，才可以迅速收效。所以要完善地操作这些古法，对针灸疗法仍需具有丰富的学识和经验，绝不能因是治疗的捷径，只靠按时取穴，就可以解决一切了。

5. 气血在人体中按时流注的古说，在现代科学看来，还是一个不可理解的问题。我们如果将这些按时取穴的古法，在临床上做多方面的试验，就其所获得的疗效，可去认识气血是怎样周流于经络间的盛衰情况，这也是今后研究的方向。我们深信，这几种古法，在向科学进军的今天，确有提出来重新给予评价的必要，虽然本书的内容还不够丰富，所举的少数实验病例因进行观察的条件不完备，谈得也不很具体，但这仅是我们研究的开端，借以提供同道们参考和广泛试用，从而来观察几种古法的疗效，并发掘其中科学的真理。

相 关 图 书 推 荐

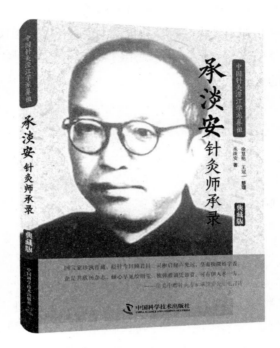

定价：38.00 元

　　本书是针灸大师承淡安先生几十年针灸临床经验和学术思想的结晶。全书分三篇，其中上篇中国针灸临证手稿系统考据了针和灸的历史、施用、疗效，对进针和运针进行了独到的阐释，并对现代针灸实践中的谬误进行了辨析；中篇伤寒论针灸治疗法则按照《伤寒论》中的太阳病、阳明病、少阳病、太阴病、少阴病、厥阴病的"六病"体系，分别阐释了以针灸手段施疗的具体方法；下篇针灸治疗分门别类则针对常见的几十类中医疾病，对每一类疾病的病因、证候、针灸疗法、辅助疗法和疗效进行了详细说明，并附有医案。本书内容丰富，阐述详尽，实用性强，是一份不可多得的参考资料，适合针灸临床医师、针灸学研究人员、中医院校师生及针灸爱好者学习参考。